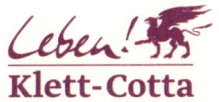

**CHRISTA DIEGELMANN
MARGARETE ISERMANN**

Kraft in der Krise
Ressourcen gegen die Angst

unter Mitarbeit von Gerald Hüther

Klett-Cotta

Alle Bücher aus der Reihe »Leben«
finden sich unter
www.klett-cotta.de/leben

Klett-Cotta
www.klett-cotta.de
© 2011 by J. G. Cotta'sche Buchhandlung
Nachfolger GmbH, gegr. 1659, Stuttgart
Alle Rechte vorbehalten
Printed in Germany
Titelbild: © LWA-Dann Tardif/Corbis
Gesamtgestaltung: Weiß-Freiburg GmbH – Graphik & Buchgestaltung
Auf säure- und holzfreiem Werkdruckpapier gedruckt und gebunden von
Kösel, Krugzell
ISBN 978-3-608-86027-6

Bibliografische Information der Deutschen Nationalbibliothek
Die Deutsche Nationalbibliothek verzeichnet diese Publikation in der
Deutschen Nationalbibliografie; detaillierte bibliografische Daten sind im
Internet über http://dnb.d-nb.de abrufbar

Schnelleinstieg

- **Wie können uns die Erkenntnisse aus der neurobiologischen Forschung helfen, Wege aus der Krise zu finden?** ► SEITE 7
- **Warum ist es so wichtig, für uns stimmige Ressourcen zu entdecken?** ► SEITE 12
- **Vertrauen – das beste Mittel gegen Angst**
  ► SEITE 17
- **Wie beeinflusst Angst unser Gehirn?** ► SEITE 21
- **Resilienz: Was kann die psychische Widerstandskraft stärken?** ► SEITE 34
- **Wie können Sie sich in Krisen selbst gut unterstützen? Anregungen und zahlreiche Übungen: Das KRISEN-ABC** ► SEITE 46
- **Auf der beiliegenden CD: Ein inspirierendes Gespräch mit dem Neurobiologen Gerald Hüther**

Inhalt

1. **WAS SOLL DAS?**
   MUT ZU NEUEN ERFAHRUNGEN 7

2. **KRISE, ANGST UND RESSOURCEN NUTZEN** 12

3. **VERTRAUEN IST GUT: DAS TRUST-PRINZIP** 17

4. **KEINE ANGST VOR DER ANGST** 21

5. **KRAFT AUS DER KRAFT** 34

6. **TRUST – AND GO! DAS KRISEN-ABC** 46
   - 6.1 **K**eep cool ! 54
   - 6.2 **R**essourcen aktivieren 67
   - 6.3 **I**nnehalten 89
   - 6.4 **S**inn finden 95
   - 6.5 **E**ngagement 108
   - 6.6 **N**eues entdecken 114
   - 6.7 **A**ktiv werden 120
   - 6.8 **B**ewertungen ändern 124
   - 6.9 **C**hancen erkennen 142

7. **STATEMENTS AUS DEM GESPRÄCH MIT**
   DEM HIRNFORSCHER GERALD HÜTHER 150

ANHANG 158
   Verzeichnis der Übungen und Anregungen
   aus dem KRISEN-ABC........................ 158

   Bücher, die wir empfehlen 160

1. TEIL
Was soll das? Mut zu neuen Erfahrungen

KRAFT IN DER KRISE – Ressourcen gegen die Angst! Konflikte, Krisen und traumatische Situationen sind Erfahrungen, die wir alle im Laufe unseres Lebens machen. Jeder Mensch erwirbt in seinem Leben auch ein Grundwissen über den Umgang damit. Jede überstandene Krise, jeder gelöste Konflikt erweitert dieses Wissen und wird als neue Erfahrung im Gehirn verankert. Diese Erfahrungen führen wiederum zu veränderten Einstellungen und Haltungen, die dann neues Verhalten (Bewerten, Denken, Fühlen, körperliche Reaktionen und Handeln) leiten. Wenn Krisen, Konflikte oder Ängste erfolgreich überwunden werden, führt dies häufig sogar dazu, an den Herausforderungen zu reifen und zu wachsen. Viele Situationen erscheinen jedoch zunächst ausweglos, die verfügbaren Kräfte erscheinen nicht ausreichend für eine erfolgreiche Bewältigung.

Das Verständnis neurobiologischer Zusammenhänge kann dabei helfen, neue Auswege aus Angst und Krise zu entdecken. Dieses Buch stellt konkrete Schritte zur Stärkung der eigenen Kompetenzen und zur Erweiterung des eigenen Handlungsspielraums im Angesicht von Angst, Krisen und unerwarteten Schicksalsschlägen zur Verfügung. Diese Anregungen werden aus aktuellen wissenschaftlichen Erkenntnissen und Konzepten, speziell aus der Neurobiologie, der Psychologie und Psychotherapie, abgeleitet. Unsere Erfahrungen in der langjährigen psychotherapeutischen Arbeit mit traumatisierten Menschen und vor allem auch mit lebensbedrohlich erkrankten Menschen haben uns ermutigt, Wege aus der Angst zu entwickeln. Wir wollen Sie neugierig machen auf stärkende Erfahrungen und inspirierende Selbstachtsamkeit in Zeiten von Verunsicherung und Angst.

Im Mittelpunkt stehen dabei die Stärkung und Erweiterung individueller Ressourcen (Kraftquellen) auch angesichts existenzieller Grenzerfahrungen. Ressourcen können aber auch prophylaktisch aktiviert werden, damit bisher noch nicht entfaltete oder vergrabene Potenziale spürbar werden. Inzwischen zeigen zahlreiche Studien, dass eine gezielte Aktivierung von Ressourcen positive Auswirkungen auf die psychische und körperliche Gesundheit hat. Krisen, die mit dem Gefühl des ohnmächtigen Ausgeliefertseins einhergehen, aktivieren in der Regel »Ego-States« (Ich-Zustände), die mit Hilflosigkeit und Hoffnungslosigkeit verbunden sind. Dadurch ist die Wahrnehmung eingeengt, und das Gehirn ist nicht zu kreativen Problemlösungen fähig, und individuelle Möglichkeiten können nicht voll ausgeschöpft werden. Wir wollen Mut machen, mittels konkreter Erfahrungen neue innere und äußere Wege aus diesem Ohnmachtsgefühl zu entdecken. Dazu werden systematisch verschiedene Bereiche von Kraftquellen vorgestellt, um so die psychische Widerstandskraft (Resilienz) gezielt zu stärken.

Mit diesem Buch möchten wir auch für einen individuell und gesellschaftlich anderen Umgang mit Angst und Krise eintreten.

Er führt weg von vielen in Medizin und Psychotherapie noch vorherrschenden Vorstellungen, die immer die Gefahr von Stigmatisierung bergen. Versteht man Angst auch als eine Verbündete, dann wird sie zum Helfer, der uns Hinweise darauf gibt, was wir brauchen oder vermissen. So eröffnen sich neue Entwicklungswege. In unserer gegenwärtigen Gesellschaft ist dieser Zugang für viele Menschen häufig verschüttet, zu oft herrscht das Bestreben vor, durchzuhalten und weiterzumachen. Wir wollen ermutigen, mehr Vertrauen in die eigenen Fähigkeiten, auch in die eigenen Wege, Wahrnehmungen und Sichtweisen zu entwickeln und diese auch gegenüber gesellschaftlichen Vorurteilen und Normierungszwängen zu schützen. Das heißt nicht, naiv zu sein. Im Gegenteil: Es erfordert ein waches Gehirn, achtsam die inneren und äußeren Prozesse wahrzunehmen, zu verstehen und daraus Konsequenzen zu ziehen, statt einfach mit dem Strom zu schwimmen.

Den konzeptionellen Rahmen unseres Vorgehens in der Praxis bildet dabei das aus der Traumatherapie entwickelte *TRUST-Konzept*, das im Kapitel 3 vorgestellt wird. TRUST bedeutet Vertrauen. Vertrauen überwindet die Angst. Darüber hinaus kann Vertrauen zu einem Lebensgefühl werden, das entscheidend dazu beiträgt, dass wir im Leben zur »wirklichen« Selbstverwirklichung finden.

Das TRUST-Lebensgefühl kann gezielt entwickelt und gestärkt werden, z. B.
- durch das Wissen um Mechanismen, die das Gehirn aus dem Angst-Modus wieder in Balance bringen können, um wieder handlungs- und entscheidungsfähig zu werden,
- durch die Veränderung von Bewertungsprozessen und Einstellungen,
- durch die Lenkung der Aufmerksamkeit auf konkrete neue Erfahrungen,
- durch das Erkennen von Prinzipien, wie der Zugang zu eigenen Möglichkeiten wieder geöffnet werden kann,

→ durch das gezielte Entdecken und Stärken vorhandener Ressourcen im Alltag,
→ durch die bewusste Einbeziehung des Körpers,
→ durch einen achtsamen Umgang mit sich selbst, mit anderen Menschen und mit allem, was uns umgibt.

In diesem Buch bieten wir dazu konkrete Handlungsanregungen an, die wir anhand ausgewählter aktueller Ergebnisse aus der psychologischen und neurobiologischen Forschung begründen und teilweise mit Übungen und Erfahrungsbeispielen aus der psychotherapeutischen Praxis veranschaulichen.

Eine wissenschaftliche Grundlage bilden dabei besonders auch aktuelle Erkenntnisse der Neurobiologie. Diese haben in den letzten Jahren zu teilweise dramatischen Veränderungen unseres Bildes von der menschlichen Psyche geführt. Dies betrifft speziell das Ausmaß der sogenannten »nutzungsabhängigen neuronalen Plastizität«. Das heißt, wir wissen heute, dass wir selbst und unsere soziale Umwelt in einem vorher nicht geahnten Ausmaß unser Gehirn bis ins hohe Alter »formen« durch das, was wir tun oder erleben oder auch lassen. Ebenso ist unser Erleben und Verhalten viel weniger von den Genen vorbestimmt, als wir noch vor wenigen Jahren dachten. Vielmehr üben innere und äußere Bedingungen einen starken Einfluss auf die Aktivierung der Gene aus. Besonders die Wechselwirkungen von körperlichen und psychischen Prozessen sind durch neuere Forschungen in einem früher nicht so gesehenen Ausmaß belegt. Diese bahnbrechenden Erkenntnisse gewinnen inzwischen zunehmenden Einfluss auf die Psychologie und Psychotherapie. Wir wollen Ihnen einige dieser vielfältigen Anknüpfungspunkte zeigen.

Das Wissen um grundlegende neurobiologische Zusammenhänge sollte auch systematisch im Alltag angewandt werden. Geht man davon aus, dass Gedanken, Gefühle und Verhalten einen wesentlichen Einfluss auf das Lebensgefühl auch in Zeiten von Krisen, Krankheit, Hilfsbedürftigkeit haben, so ist es wichtig, einen Menschen mit seinem individuellen Gehirn überhaupt in die Lage zu versetzen, die eigenen »reifen« Erfahrungs- und Entscheidungsebenen nutzen zu können. Das Buch bietet dazu konkrete Wege an. Im Kapitel sechs haben wir unter dem Motto »TRUST – and go! Das KRISEN-ABC« diese spezifischen Wege ausführlich beschrieben. TRUST – and go! bedeutet dabei, dass es vor allem darauf ankommt, Erkenntnisse in Handeln zu wandeln. Jeder Buchstabe des KRISEN-ABC's steht dabei für ein bestimmtes Element.

Sie können das Buch Kapitel für Kapitel lesen, aber auch spontan mit den Themen oder Übungen beginnen, die Sie interessieren.

2. TEIL
Krise, Angst und Ressourcen nutzen

ALS KRISE (von altgriechisch: *krisis*) wird allgemein eine problematische, mit einem Wendepunkt verknüpfte Entscheidungssituation bezeichnet, als psychische Krise »ein durch ein überraschendes Ereignis oder akutes Geschehen hervorgerufener schmerzhafter seelischer Zustand oder Konflikt innerhalb einer Person oder zwischen mehreren Personen«.

Kraft in der Krise? Kraft aus der Krise schöpfen? Krisen haben auch die Kraft, uns aus der Bahn zu werfen. Krisen sind Ausnahmezustände. Das Gewohnte greift nicht mehr. Wir brauchen etwas Neues, eine andere Lösungsstrategie. Die damit verbundene Angst engt aber die Wahrnehmung tendenziell ein, und daher sind wir automatisch eher »engstirnig« als »weitsichtig«, wir fallen zurück auf »Notfall-Reaktionen«. Es sei denn, wir trauen uns etwas zu.

Damit wir aber in der Lage sind, uns etwas zuzutrauen, brauchen wir Herausforderungen und krisenhafte Situationen. Nur so können wir Kompetenzen zur Lösung zukünftiger Probleme erwerben. Zunächst aber erschüttert jede richtige Krise erst einmal das bisherige Welt- und Selbstbild, besonders wenn bedeutsame Lebensziele bedroht sind. Gewohnte Bewältigungsstrategien funktionieren nicht mehr, es entstehen Gefühle von Angst und Hilflosigkeit mit den dazugehörigen körperlichen Stresssymptomen. Wir können nicht mehr klar denken, wichtige kognitive Funktionen sind blockiert und die Wahrnehmung ist eingeengt.

Im Chinesischen ist das Wort Krise aus zwei Schriftzeichen, Wei und Ji zusammengesetzt. Wei bedeutet Gefahr und Ji steht für Gelegenheit/Chance. Im Zustand der akuten Krise empfinden wir meist jedoch vor allem die Gefahr, die häufig empfundene existenzielle Angst, die psychische Ausnahmesituation. Die Möglichkeit, eine Krise als Gelegenheit oder Chance für ein neues Selbst- und Weltverständnis zu erleben, erschließt sich meist erst viel später, nach einem mehrstufigen Erfahrungsprozess. Und dennoch kann man Fähigkeiten zur Bewältigung von Krisen erwerben, was dann in akuten Belastungssituationen dazu beitragen kann, eher wieder in Balance zu kommen. Vor allem dann, wenn es gelingt, das Spektrum der bisherigen Bewältigungsreaktionen zu erweitern. Es kann so eher gelingen, den psychischen Ausnahmezustand anzunehmen und als Chance zu erleben.

Mit jeder Krise ist *Angst* verbunden. Angst kann, unabhängig von akuten Krisen, unendlich viele Ursachen haben und ebenso viele Gesichter. Entsprechend gibt es auch viele Erklärungsmuster, je nachdem, auf welcher Ebene man Angst betrachtet, etwa als körperlich-psychische Stress-Reaktion, als Persönlichkeitsmerkmal, als konkrete objektbezogene Furcht (»Realangst«), als Phobie oder als nicht objektbezogenen emotionalen Zustand. Wichtig ist auch die Unterscheidung zwischen krankheitswertiger, etwa psychotischer Angst und der Angst, die wir alle in un-

▸ Krise, Angst und Ressourcen nutzen

serem Leben im Alltag und durch belastende Lebensereignisse, akute Krisen und Bedrohungen erleben. Hier liegt der Schwerpunkt in diesem Buch. Der Hirnforscher Gerald Hüther definiert Angst als »das initial bei jeder psychogenen Stressreaktion ausgelöste Gefühl, das sich durch die individuelle Erfahrung der Bewältigung einer bestimmten psychischen Belastung zwangsläufig verändert«. Für unsere Zwecke ist diese Definition sehr hilfreich. Angst in diesem Sinne ist eher das Resultat einer Erfahrung und der daraus abgeleiteten Bewertung. Entsprechend hat Angst immer sowohl positive als auch negative Aspekte. Darauf wird im Kapitel 4 noch ausführlich eingegangen.

Ressourcen gegen die Angst! Was sind Ressourcen? Nach Wikipedia ist eine Ressource (franz.: Mittel/Quelle von lat. resurgere: hervorquellen) allgemein ein Mittel, um eine Handlung zu tätigen oder einen Vorgang ablaufen zu lassen. Im Bereich der Psychotherapie sind Ressourcen all das, was im Inneren und Äußeren vorhanden ist und einer Person zur Verfügung steht, um die in ihr angelegten Potenziale entfalten zu können. Wir sehen die Arbeit mit Ressourcen vor allem unter dem Gesichtspunkt von konstruktiver Belastungsbewältigung, oder anders gesagt zielt die Arbeit mit Ressourcen insgesamt auf die Stärkung der psychischen Widerstandskraft (Resilienz). Damit können auch schwere Belastungen im Leben besser bewältigt werden.

»Ressourcenorientierung« ist in den letzten Jahren zunehmend »in«. Womit dieser Begriff jedoch inhaltlich gefüllt wird, ist sehr unterschiedlich. Bei einem ressourcenorientierten psychotherapeutischen Vorgehen werden bereits von Anfang an gezielt die »Kraftquellen« eines Menschen aufgespürt und gefördert und nicht nur die Probleme und Symptome wahrgenommen und thematisiert. Dabei wird an stärkende individuelle Erfahrungen im bisherigen Leben angeknüpft, oder es werden Fähigkeiten, Talente und Stärken aktiviert, die oftmals gar nicht bewusst sind. Es ist aber auch sinnvoll, objektive Ressourcen gezielt in den Blickpunkt zu rücken, etwa biografische, soziale, materielle, kulturelle oder spirituelle Ressourcen.

Warum ist Ressourcenaktivierung wichtig? Wie wir noch zeigen werden, sind wir in einem erheblichen Ausmaß in der Lage, durch das, was wir erleben und tun, unsere psychischen und körperlichen Reaktionen selbst zu »programmieren«. Diese »Programmierung« läuft in der Regel unbewusst ab und ändert sich ständig. Diese unbewussten inneren Programme bestimmen weitgehend, wie wir in einer konkreten Situation auf Belastungen reagieren. Diese Reaktionsmuster sind in Form neuronaler Netzwerke gespeichert, d. h. in Form von bestimmten Verbindungen oder Wegen in unserem Gehirn. Je intensiver wir nun einen bestimmten Weg gehen, umso mehr wird er ausgebaut, umso mehr werden also unsere Empfindungen und Reaktionen »gebahnt« und automatisiert. Dabei spielt die Stärke der emotionalen Beteiligung eine große Rolle. Bei der Bewältigung von Krisen und Angst kommt es entscheidend darauf an, welche dieser »Programme« anspringen oder bewusst aktiviert werden können. Mit der Aktivierung von Ressourcen stärken und bahnen wir die »Ressourcen-Netzwerke«, die dann eher zur Bewältigung verfügbar sind und damit gleichzeitig Einfluss darauf nehmen, ob die Stressreaktion »anspringt«. Dadurch wird das in der konkreten Situation nutzbare Bewältigungspotenzial direkt erweitert.

Bei der Aktivierung von Ressourcen und den damit verbundenen positiven Emotionen geht es nicht etwa um Vermeidung und auch keinesfalls um das Prinzip »denk positiv« oder »es ist alles nicht so schlimm«, »es wird schon wieder«. Gerade weil es »so schlimm« ist und weil in existenziellen Lebenssituationen meist weitreichende Entscheidungen zu treffen sind, ist es wichtig, als »Ich«, als Individuum, quasi mit »kühlem Kopf«, also »unblockiertem«, funktionsfähigem Gehirn, zu handeln und dazu das ganze bisherige Erfahrungspotenzial zur Verfügung zu haben.

Sollten die persönlichen Bewältigungsressourcen nur gering vorhanden oder nicht abrufbar sein, so gibt es doch zwei Basisressourcen, die jeder Mensch schon im Mutterleib kennengelernt hat, das Gefühl, dass es möglich ist, wieder Verbundenheit herzustellen und wachsen zu dürfen. Wie diese Ressourcen praktisch wieder geweckt und entwickelt werden können, zeigen wir Ihnen vor allem im Kapitel 6: »TRUST – and go! Das KRISEN-ABC an vielen Beispielen.

3. TEIL
Vertrauen ist gut: Das TRUST-Prinzip

DAS TRUST-PRINZIP besagt: Vertrauen ist die Grundlage allen Lebens.

Vertrauen ist das beste Mittel gegen die Angst. »Vertrauen beruhigt das Gehirn«, sagt Gerald Hüther aus der Perspektive der Hirnforschung. Er unterscheidet drei Ebenen, mit deren Hilfe man Vertrauen schöpfen kann:

1. Ebene: *Selbstvertrauen*
Vertrauen zu sich selbst, das Selbstvertrauen im Sinne von: Ich kann etwas, ich habe etwas gelernt, ich weiß, wie etwas geht, ich kann mit Problemen umgehen, ich habe Vertrauen in meine eigene Kraft.
2. Ebene: *Vertrauen in soziale Beziehungen*
Wenn es allein nicht mehr weitergeht, ist es wichtig, darauf zu

vertrauen, dass andere Menschen da sind, die einem zur Seite stehen, und dass diese das Vertrauen vermitteln, dass es wieder weitergeht.

3. Ebene: *Vertrauen in die Welt / Spiritualität*
Das Vertrauen, dass es »wieder gut« wird, der Glaube, dass es Sinn macht, auf dieser Welt zu sein, dass man auf dieser Welt gehalten und geborgen ist.

Psychotherapie mit TRUST (Techniken Ressourcenfokussierter Und Symbolhafter Traumabearbeitung) ist als Behandlungsansatz entstanden, um Menschen in existenziellen Überlastungssituationen wieder herauszuhelfen aus Angst, Ohnmacht und Verzweiflung. Das traumatherapeutische Vorgehen war dabei handlungsleitend, denn die Erkenntnis, dass traumatische Erfahrungen unmittelbare Spuren im Körper und in der Psyche hinterlassen, erfordert auch ein spezifisches psychotherapeutisches Vorgehen. Besonders im Bereich der Traumatherapie und Psychoonkologie hat sich das ressourcenorientierte Vorgehen mit TRUST bewährt. Dazu haben wir aus etablierten psychotherapeutischen Verfahren Elemente kombiniert und neue entwickelt, die sich speziell zur unmittelbaren Stressregulation, Ressourcenförderung, Krisenintervention, schonenden Traumabearbeitung und Stärkung der Resilienz eignen.

Das *TRUST-Prinzip* ist eine Erweiterung dieses Ansatzes. Es orientiert sich an aktuellen psychologischen und neurobiologischen Grundprinzipien, von denen wir Ihnen in diesem Buch einige vorstellen werden. Auf dieser Basis werden Sie sehr unterschiedliche Wege entdecken, wie Sie selbst Ihre Vertrauensressourcen stärken können. Es soll darum gehen, aus eigener Kraft wieder herauszufinden aus Angst und Krise und darum insgesamt resistenter gegenüber Belastungen zu werden.

Sie werden Schritt für Schritt durch konkrete Beispiele erleben können, wie erstaunlich einfach solche Wege sind. Wir wollen Ihnen anhand psychologischer und neurowissenschaftlicher Forschungserkenntnisse plausibel machen, warum Sie welchen

Schritt wozu machen können. Auch wenn die Übungen und Impulse »einfach« erscheinen, stellen Sie sich darauf ein, dass Sie Zeit und Durchhaltevermögen brauchen, um aus den angeregten Erfahrungen auch neue, ganz persönliche innere und äußere Welten zu gestalten. Diese schöpferische Arbeit bleibt ein lebenslanger Prozess.

Stellen Sie sich dazu einmal Folgendes vor: Sie wollen Ihr persönliches »*TRUST-Bauwerk*« errichten. Es ist ein Ort, der Ihre eigenen Vertrauensressourcen und Visionen beherbergen oder symbolisieren kann. Sie können diesen Erlebnisraum dann auch in ganz persönlicher Weise ausgestalten, weiterentwickeln und nutzen. Dieses Bauwerk besteht aus den genannten drei Vertrauens-Ebenen: Selbstvertrauen, Vertrauen in soziale Beziehungen und Vertrauen in die Welt bzw. Spiritualität.

Dazu benötigen Sie zunächst einen Bauplatz. Zum *TRUST-Bauplatz* zählt

→ das Vertrauen in die Selbstheilungskräfte und in die »innere Weisheit« von Psyche und Körper
→ aber auch das Vertrauen darauf, dass grundlegende persönliche Veränderungsprozesse, selbst bis ins hohe Alter, möglich sind. Damit ist das Prinzip der »nutzungsabhängigen neuronalen Plastizität« gemeint: die Fähigkeit des Gehirns, sich lebenslang durch Erfahrungen weiterzuentwickeln, indem es neue neuronale Verbindungen schafft
→ und eine innere Haltung, die Offenheit und Respekt gegenüber der Welt und Achtsamkeit für den Augenblick beinhaltet.

Die zugrunde liegenden *Baupläne* für Ihr TRUST-Bauwerk beruhen insbesondere auf drei bedeutsamen und wissenschaftlich erforschten Konzepten, die wir Ihnen im Kapitel 5 vorstellen werden. Dies sind:
→ Das Konzept der *Salutogenese* mit der Idee des »Kohärenzgefühls«: Es beinhaltet das Gefühl, die Welt zu verstehen,

das Gefühl, Einfluss auf das Leben nehmen zu können, und das Gefühl, dass das Leben einen Sinn hat.
→ Das Konzept der *Resilienz,* das die Fähigkeit eines Menschen beschreibt, auf Herausforderungen im Leben flexibel reagieren zu können und psychische Widerstandskraft und Störungstoleranz zu entwickeln.
→ Das Konzept der *Positiven Psychologie,* bei dem es um die Anregung von positiven Emotionen, die Stärkung der Ressourcen und der Selbstregulation geht.

Auf dieser Grundlage kann ein solides »TRUST-Bauwerk« entstehen. Für die konkrete Gestaltung erhalten Sie unterschiedliche Baumaterialien und Bausteine in Form von vielseitigen Impulsen, Erfahrungsbeispielen und konkreten Übungen, die Sie jeweils auf Ihre momentane Lebenssituation übertragen und nach Ihren Bedürfnissen verändern und »einbauen« können. Diese aus dem TRUST-Prinzip abgeleiteten Elemente zeigen Ihnen Möglichkeiten auf, wie Sie Kraft in der Krise entdecken, entwickeln und nutzen können. Vertrauensstiftende Vorstellungen und Verhaltensweisen in einem lebenslangen Prozess weiterzuentwickeln und mit anderen Menschen zu teilen, stärkt das eigene Fundament für ein stabiles »TRUST-Lebensgefühl«.

4. TEIL
Keine Angst vor der Angst

DIE ANGST hat einen schlechten Ruf. Unsere Bemühungen sind darauf ausgerichtet, die Angst zu »bekämpfen«. Auch dieses Buch heißt: Ressourcen *gegen* die Angst. Zunächst aber gilt: Angst ist grundsätzlich hilfreich und kann als Verbündete angesehen werden. Sie gibt uns wichtige Informationen und aktiviert körperliche und psychische Kräfte, die überlebensnotwendig sein können. Die Angst hat unseren Vorfahren im Überlebenskampf geholfen. Dabei spielen angeborene Programme eine wichtige Rolle.

Bei der Wahrnehmung einer Gefahrensituation zeigt der Körper in Bruchteilen von Sekunden eine Angst- oder korrekter: eine Stressreaktion. Herzrate, Blutdruck und Atemfrequenz steigen an, den Muskeln wird verstärkt Energie für Kampf oder Flucht zur Verfügung gestellt, bestimmte Immunreaktionen werden aktiviert, um Bakterien zu bekämpfen, welche in die im Kampf erlittenen Wunden eindringen könnten, die Aufmerksamkeit wird erhöht und auf die Bedrohung zentriert usw. Man kann sagen: Die *Angst spornt uns zu Höchstleistungen* an. Dagegen werden die in dieser Situation »unwichtigen« Funktionen wie die Darmtätigkeit gedrosselt. Auf der anderen Seite kann es, wenn der Feind übermächtig ist, auch sinnvoll sein, nicht zu kämpfen oder zu flüchten, sondern sich tot zu stellen. Auch dafür hat uns die Natur mit zunächst sinnvollen Programmen ausgestattet, die Energie sparen und uns von der Wahrnehmung der gefährlichen Außenwelt abschirmen.

Durch die starke gefühlsmäßige Beteiligung und die erhöhte Aufmerksamkeit (neuronale Aktivierung) in möglicherweise gefährlichen Situationen prägen sich die Angst auslösenden Hinweisreize besonders stark ein. Dadurch können sie für spätere Situationen eine wichtige Warnfunktion haben. Aber auch die bei der Bewältigung dieser Situationen erfolgreichen Strategien prägen sich besonders gut ein und stehen uns in der Zukunft zur Verfügung. Man kann auch sagen: *Aus Angst wird man klug*, allerdings nicht immer …

Leider ist es so, dass ab einer bestimmten Grenze diese positive Wirkung einer erhöhten Aktivierung kippt. Bei extremer Angst »blockiert« das Gehirn. Die Informationen können nicht mehr »vernünftig« auf einer höheren Ebene verarbeitet werden. Stattdessen funktionieren wir bei extremer Angst auf einer stammesgeschichtlich alten, »primitiven« Ebene des Gehirns. Dies bedeutet, dass wir gewissermaßen »kopflos« werden: Gerade die Fähigkeiten, die jetzt besonders wichtig und hilfreich wären, sind »ausgeschaltet«: Eine genaue Bewertung der Situation, die Nutzung von Erfahrungen und Einsichten, das Handeln in Übereinstimmung mit unserem Wertesystem und Selbstbild sind nicht möglich. Stattdessen fallen wir auf primitive, durch die Angst bestimmte Verhaltensebenen wie Kampf und Flucht zurück. Falls auch dies nicht hilft, ziehen wir uns ganz in uns zurück, schalten ab, zeigen einen Totstellreflex.

In unserer heutigen Zeit sind die meisten Situationen, in denen wir extreme Angst erleben, jedoch nur selten mit Kampf oder Flucht erfolgreich zu bewältigen. Diese Reaktionen helfen uns weder bei einer Auseinandersetzung mit dem Chef noch bei drohendem Arbeitsplatzverlust oder bei der Bewältigung einer lebensbedrohlichen Erkrankung. Im Gegenteil: Durch die bei Extremstress ausgelösten Reaktionen im Gehirn und Körper werden wir eher an der sinnvollen Bewältigung gehindert. Besonders die »höheren« geistigen Funktionen, die wir in derartigen Situationen dringend benötigen, sind blockiert. Auch unsere Wahrnehmung ist eingeengt, auf die Angst zentriert, wir bekommen einen »Tunnelblick«: *Angst engt die Wahrnehmung ein.*

Die Angst-/Stressreaktion ist nun kein eindimensionales Geschehen, sondern sie ist ein kompliziertes Zusammenwirken verschiedener körperlicher und psychischer Prozesse mit unterschiedlichen zeitlichen Verläufen und vielen Rückkopplungen. Sie bezieht sowohl die genannten körperlichen Funktionen ein, die wir bewusst wahrnehmen können, wie Herzrasen und »Angstschweiß«. Sehr viel wichtiger und nachhaltiger sind aber die nicht wahrnehmbaren Vorgänge, wie die Veränderungen von geistigen und gefühlsbezogenen Funktionen, von Immunfunktionen, von hormonellen Veränderungen bis hin zu Gen-Aktivierungen und -Deaktivierungen. Ziel dieser komplizierten Prozesse ist es letztlich, wieder ein *Gleichgewicht herzustellen,* um wieder angemessen reagieren zu können bzw., falls die bisherigen Bewältigungsversuche nicht mehr hilfreich sind, so lange »Unruhe« im System zu produzieren und alte, nicht mehr sinnvolle Programme zu destabilisieren, bis neue, angemessenere Lösungen gefunden sind. Diese erfolgreiche Bewältigung prägt sich nun u.a. durch die damit verbundenen angenehmen Gefühle, durch das Nachlassen der extremen Spannung und durch die Ausschüttung von »Belohnungshormonen« ein. Entsprechend kann man in Zukunft auf diese neuen Lösungen leichter zurückgreifen. Leider werden auf diese Weise auch »Lösungen« verstärkt, die langfristig nicht hilfreich sind. Dazu

▸ Keine Angst vor der Angst

gehören sowohl Vermeidungsverhalten als auch Alkohol- oder Drogenkonsum und viele andere, die Angst kurzfristig reduzierenden Verhaltensweisen, die letztlich in einen *Teufelskreis der Angst* führen können.

Zudem bleibt die Angst in der Regel nicht auf die ursprünglich beängstigende Situation beschränkt, sondern erstreckt sich mit der Zeit auf viele, nur lose damit verbundene Situationen. Dadurch erscheinen viele Ängste irrational, weil ihr Ursprung nicht mehr sichtbar ist. Sie fördern auch ein allgemeines Gefühl von nicht konkret greifbarer Bedrohung. Gerade diese Ängste sind besonders wirksam und hartnäckig. Schon unsere Vorfahren hatten »irrationale« Ängste, etwa vor bösen Geistern. Allgemein sind solche Ängste umso größer, je unerklärlicher eine Situation ist. Deshalb sind bei vielen Ängsten gezielte Informationen bereits hilfreich.

Auch der Ursprung von Ängsten, die in der frühen Kindheit erworben wurden, ist uns oft nicht bewusst, besonders, wenn sie mit sehr frühen Erfahrungen aus der Zeit vor dem Spracherwerb verbunden und auf der Ebene der entwicklungsmäßig zuerst ausgebildeten »primitiven« Strukturen des Gehirns abgespeichert sind. Im kindlichen Gehirn bildet sich in den ersten 18 Monaten die rechte Hemisphäre stärker aus. Rechtshemisphärisch sind in den zuerst entwickelten Bereichen des Gehirns auch die eher gefühlsbezogenen, sozialen und körperbezogenen Erfahrungen gespeichert. Nach neueren Studien werden in den Emotionszentren der rechten Hirnhälfte auch eher negative Gefühle verarbeitet, linkshemisphärisch dagegen stärker rational-logische und emotional eher positiv gefärbte Inhalte. In der linken Hirnhälfte ist bekanntlich auch das Sprachzentrum lokalisiert, das sich erst im zweiten Lebensjahr stärker entwickelt. Die in der frühesten Kindheit erworbenen unbewussten Ängste können oft ein Leben lang die Stressanfälligkeit und das emotionale Erleben stark beeinflussen. Die im kindlichen Gehirn zuerst entwickelten Strukturen üben, besonders weil sie sich in Stresssituationen der bewussten, rationalen Kontrolle entziehen, im

4. TEIL

»Untergrund« eine beachtliche Macht – auch in Richtung auf negative Emotionen – aus. Das Ziel einer gelungenen Entwicklung ist in diesem Sinne auch eine gute Integration rechts- und linkshemisphärischer Systeme und Prozesse. Es kommt deshalb darauf an, Ungleichgewichte möglichst durch ein gezieltes »Füttern« der jeweiligen Hemisphäre auszugleichen, etwa mit positiven Erfahrungen. Forschungen der Positiven Psychologie, auf die wir im nächsten Kapitel noch eingehen, zeigen, dass, um eine Veränderung negativer Emotionen zu bewirken, positive Emotionen mindestens im Verhältnis 3:1 aktiviert werden sollten. Man kann sich dazu das Bild einer Waage vorstellen, die wieder ins Gleichgewicht gebracht werden soll. Auf die Besonderheiten rechts- und linkshemisphärischer Prozesse im Zusammenhang mit konkreten Übungen werden wir noch im Kapitel 6: TRUST – and go! Das KRISEN-ABC eingehen.

Besonders auch die »*Angst vor der Angst*« führt für viele Menschen zu größeren Einschränkungen in ihrem Leben als die Angst in der konkreten Situation selbst. Sie führt häufig nur zu einer Vermeidung der Angst auslösenden Situation und damit zu erheblichen Einschränkungen der persönlichen Entfaltung bis hin zum totalen sozialen Rückzug. Die Angst vor der Angst führt auch automatisch zu einer erhöhten Selbstwahrnehmung, das heißt, die Wahrnehmung wird auf das eigene emotionale Befinden gelenkt statt auf die aktuelle äußere Situation. Dies führt wiederum zu einer Erhöhung der Angst samt ihrer körperlichen Symptome und somit in einen Teufelskreis. Selbst nur vorgestellte Situationen können dieselben biologischen Stressreaktionen auslösen.

Dauerstress hat eine viel nachhaltigere Wirkung auf unseren Körper und die Psyche als akute Angst- und Stresssituationen. Dabei ist Stress nicht im Sinne einer erhöhten Arbeitsbelastung gemeint. Es kommt vielmehr auf das Gefühl an, einer belastenden Situation hilflos ausgeliefert zu sein. Wenn die Selbstregulationsmöglichkeiten sowohl auf der körperlichen als auch auf der emotionalen und der Verhaltensebene nicht mehr ausreichen, diese Situation zu ändern, die Stressreaktion zu beenden und wieder ins Gleichgewicht zu kommen, bedeutet dies Dauerstress. Die Mechanismen der fein abgestimmten Regulationssysteme brechen letztlich zusammen. Nicht nur die psychischen Auswirkungen, sondern auch die Auswirkungen auf den Körper und das Immunsystem können gravierend sein und sogar bis zum vorzeitigen Tod führen. Viele Studien zeigen solche Zusammenhänge, nicht nur bei den bekannten »psychosomatischen« Erkrankungen, bei Herz- und Kreislauferkrankungen, sondern auch bei Krebs.

Wodurch können wir Einfluss nehmen?

Bei den Angstreaktionen spielen individuelle Erfahrungen die entscheidende Rolle. Die Angst- und Stressreaktion hängt weniger mit der »objektiven« Gefährlichkeit einer Situation zusammen als vielmehr mit der *subjektiven Bewertung* dieser Situation. Wir alle kennen Situationen, in denen wir selbst gelassen blieben, während andere schon in Panik ausbrachen und umgekehrt. Denken Sie z. B. einmal an Turbulenzen während eines Fluges, an eine Prüfungssituation oder daran, sich in einer fremden Umgebung zurechtfinden zu müssen. Die kognitive Bewertung einer Situation als »bedrohlich« oder als »Herausforderung« hängt eng mit der bisherigen Lebenserfahrung zusammen. Die Bewertungsprozesse laufen überwiegend unbewusst und oft in Bruchteilen von Sekunden ab und werden von körperlichen Prozessen mitbestimmt. Diese Bewertung hat wiederum Auswirkungen auf die mögliche Bewältigung oder Nicht-Bewältigung und damit auch auf zukünftige Bewertungen und Bewältigungsversuche.

Die kognitive und emotionale Verarbeitung in unserem Gehirn wird in hohem Maße durch Lebenserfahrungen bestimmt, die schon im Mutterleib beginnen. Die so gebildeten kognitiv-körperlich-emotionalen »Netzwerke« bestimmen auch die Erwartungen und die Lenkung der Aufmerksamkeit in einer

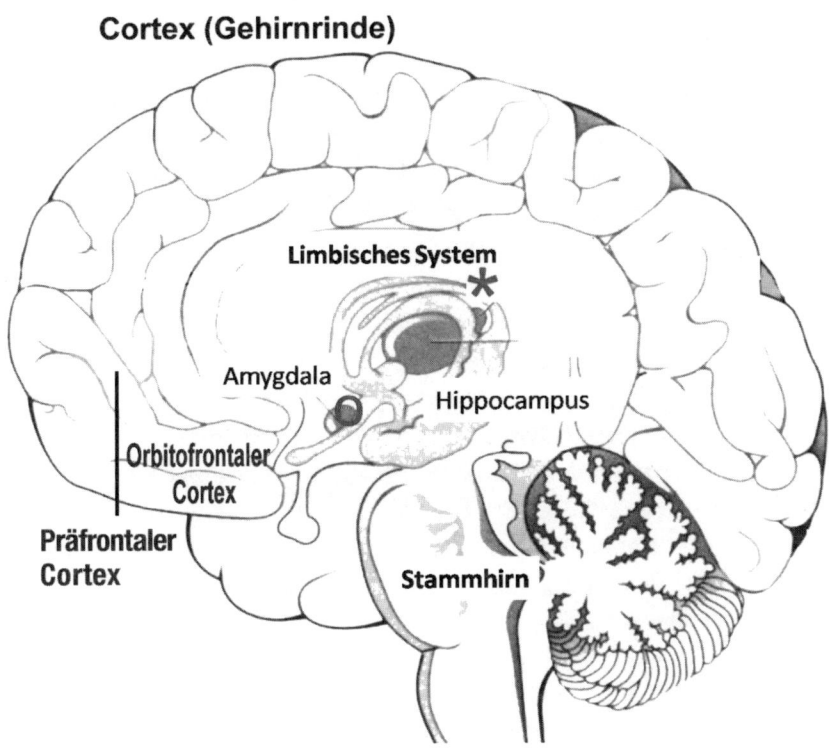

Schematische Darstellung des Gehirns in der Schnittansicht

▸ Wodurch können wir Einfluss nehmen?

konkreten Situation. Wenn Sie z. B. mit einem Kind, das nur gute Erfahrungen mit Hunden gemacht hat, im Wald spazieren gehen und plötzlich ein großer Hund auf Sie zugelaufen kommt, werden Sie möglicherweise panisch reagieren und am liebsten weglaufen wollen, wenn Sie selbst einmal von einem Hund gebissen wurden. Das Kind dagegen wird auf den Hund zulaufen, begeistert »Wauwau« rufen und ihn streicheln wollen. Diese Reaktionen führen jeweils wiederum zu einer Verstärkung der bereits gebahnten »kognitiven Netzwerke«, solange kein unerwartetes Ereignis eintritt.

Die subjektiven Bewertungen sind nun nicht etwa einfach dadurch zu verändern, dass wir sie überdenken und dann entsprechend der neuen Einsichten ändern. Die meisten Bewertungen laufen unbewusst ab und schneller, als wir »denken« können. Sie beziehen Erfahrungen ein, die überwiegend im sogenannten »impliziten« Gedächtnis gespeichert sind und stark durch Emotionen und körperliche Reaktionen beeinflusst werden und unseren rationalen und bewussten Überlegungen schwer zugänglich sind. Bewertungen können am ehesten durch konkrete neue Erfahrungen geändert werden. Dabei ist eine starke emotionale Beteiligung für die Bahnung und Stärkung der neuen neuronalen Netzwerke wichtig. Ebenso werden neue Erfahrungen umso wirksamer, je mehr Sinnesmodalitäten einbezogen sind, etwa Bilder, Gedanken und Körpergefühle. Wichtig ist auch: Je häufiger eine Erfahrung wiederholt wird, umso stabiler werden die entsprechenden Netzwerke. Selten werden durch neue Erfahrungen komplett neue Netzwerke gebildet bzw. bestehende Netzwerke komplett ausgeschaltet, vielleicht mit Ausnahme von schweren Traumatisierungen. Meist werden schon bestehende Netzwerke modifiziert bzw. »ausgebaut«. Wir können uns also nicht so leicht von den durch unsere Lebensgeschichte »eingebrannten« emotionalen, körperlichen und kognitiven Reaktionen lösen. Wenn wir bewusst Einfluss auf unsere Bewertungen und damit unser Erleben nehmen wollen, müssen wir aktiv werden.

Wie wichtig es ist, aktiv zu werden, zeigen auch immer wieder Studien aus der Verhaltensbiologie: Wenn man zum Beispiel über einem Hühnerhof die Pappsilhouette eines Adlers kreisen lässt, kann man einen dramatischen Anstieg des »Stresshormons« Kortisol bei den Hühnern messen. Wenn die Hühner jedoch in dieser Situation zu picken beginnen (eine Handlung, die ja angesichts des unmittelbar erwarteten Gefressenwerdens ziemlich sinnlos ist), sinkt sofort der Pegel ihrer Stresshormone. Wir sehen daraus: Zur Bekämpfung von Angst kommt es gar nicht einmal so sehr darauf an, wie sinnvoll eine Handlung objektiv ist. Allein überhaupt etwas zu tun oder auch nur das Gefühl, etwas tun zu können, hat einen unmittelbaren Effekt.

Wenn wir durch eigene Aktivitäten keinen Ausweg mehr aus einer angstbesetzten Situation finden, gibt es immer noch einen Weg: die Unterstützung durch andere. Auch hier können uns ähnliche Studien aus der Verhaltensbiologie Hinweise geben: Wenn man einen Affen in einen Käfig setzt und diesen von einem wild kläffenden Hund umkreisen lässt, kann man erwartungsgemäß einen enormen Anstieg der Stresshormone (natürlich bei dem Affen!) messen. Setzt man nun zu dem Affen einen anderen Affen, den er gut kennt, in den Käfig, sinken sofort die Stresshormone, und er beruhigt sich unmittelbar. Vertraute soziale Beziehungen sind dann das beste Mittel gegen die Angst. Dies haben die meisten von uns bereits in ihrer Kindheit erfahren. Je intensiver dieses Vertrauen in soziale Beziehungen, in der Regel durch die Mutter-Kind-Bindung, aber auch durch andere wichtige Bezugspersonen ausgebildet wurde, umso resistenter sind wir auch im späteren Leben gegen Angst und Stress. Aber selbst wenn wir diese Ressource nicht in ausreichendem Maße zur Verfügung hatten, ist noch nicht alles »zu spät«. Auch im späteren Leben kann Vertrauen in soziale Beziehungen noch gebildet und erworbene Defizite – wenn auch meist mühsam – ausgeglichen werden. Auch aus der Behandlung akut traumatisierter Menschen wissen wir, dass gute soziale Beziehungen den wichtigsten Schutzfaktor vor der Ausbildung einer Posttrauma-

▸ Wodurch können wir Einfluss nehmen?

tischen Belastungsstörung bilden. Auch unser Gehirn ist »sozial«: Es entwickelt sich bekanntlich in der Interaktion mit der Umwelt, speziell mit wichtigen Personen der sozialen Umwelt. Aber auch die Nervenzellen leben nur durch ihre Interaktion mit ihren unmittelbaren und fernen »Nachbarn«. Wenn sie von diesen keine Impulse bekommen, sterben sie.

Erst kürzlich hat man festgestellt, dass im Gehirn auch noch neue Nervenzellen gebildet werden können. Dies ist aber nur in sehr geringem Umfang und nur in sehr begrenzten Arealen möglich. Viel entscheidender ist aber, dass sich das Gehirn ein Leben lang ändert durch die Art, wie wir es benutzen, das heißt durch unsere Erfahrungen auf allen psychischen und körperlichen Ebenen. Verbindungen zwischen Nervenzellen werden dadurch gestärkt oder geschwächt, und neue Verbindungen werden geschaffen. Die so gebahnten neuronalen Netzwerke bestimmen in hohem Maße unsere psychischen und körperlichen Reaktionen. Besonders in der frühen Kindheit ist das Gehirn sehr formbar, und die dort gelernten Erlebens- und Reaktionsweisen können ein Leben lang sehr wirksam bleiben. Unser Gehirn ist aber lebenslang eine »Baustelle«, es finden jederzeit – auch im Schlaf – Umbaumaßnahmen statt. Jede Erfahrung, jedes Gefühl, jeder Gedanke verändert unser Gehirn. Je höher die emotionale Beteiligung in einer Situation ist, umso nachhaltiger wirken diese Veränderungen. Dies ist auch der Grund, warum unsere Erfahrungen in Krisen und angstbesetzten Situationen besonders nachhaltig wirken. In Situationen, in denen unser inneres Gleichgewicht erschüttert wird, weil etwas geschieht, das wir nicht erwartet haben, etwas, das nicht mit unseren bisherigen Erfahrungen und Vorstellungen übereinstimmt, entsteht Stress. Dabei werden im gesamten Körper und natürlich auch im Gehirn bestimmte Prozesse in Gang gesetzt, die letztlich dazu führen sollen, das Gleichgewicht wiederherzustellen. Durch die hohe emotionale Beteiligung in dieser Situation mit den dazugehörigen biologischen Prozessen prägen sich die damit verbundenen Erfahrungen nachhaltig ein. Wird nun eine Lösung zur

Bewältigung dieser ängstigenden Situation gefunden, prägt sich auch diese intensiv ein. Wenn durch die gefundene Lösung der Stress nachlässt und zudem vom Körper vermehrt »Belohnungshormone« ausgeschüttet werden, wird diese Wirkung noch verstärkt. Im Gehirn werden die Netzwerke, die bei der neuen, erfolgreichen Lösung aktiviert wurden, gestärkt und die alten, nicht mehr hilfreichen Netzwerke geschwächt.

Voraussetzung für diese Entwicklung ist also die Angst-/Stressreaktion: Wie schon gesagt: Aus Angst wird man klug. Wenn immer dieselbe Lösung zum Erfolg führt, die entsprechenden Verbindungen also intensiv gebahnt werden, kann es, um mit Gerald Hüther zu sprechen, zu »Autobahnen« im Gehirn kommen. Dies geht so lange gut, bis es plötzlich zu Blockaden kommt. Es ist deshalb wichtig, sich rechtzeitig ein möglichst vielfältiges »Straßennetz« mit vielen Nebenwegen, also ein möglichst flexibles Gehirn, zuzulegen. Umwege erweitern die Ortskenntnis!

Nach der individuellen »Programmierung« richtet es sich auch, wie ich eine erlebte Belastung abspeichere, entweder »ach wie schrecklich« oder »was hat mir geholfen, was kann ich daraus lernen?« Dies hat nicht nur einen unmittelbaren Einfluss auf mein Gefühl, sondern auch auf zukünftige Bewertungs- und Reaktionsweisen. Auf all diese Prozesse kann ich aktiv Einfluss nehmen, wenn ich die zu Grunde liegenden Mechanismen verstehe und ich aktiv am »Umbau« arbeiten will. Bis auf einige »angeborene« Reaktionen sind die meisten Angstreaktionen also »gelernt«.

Die gute Nachricht heißt also auch:
→ Angstreaktionen können wieder »verlernt« werden, wenn sie nicht mehr zweckmäßig sind.

Zusammenfassung
→ Angst und Stress sind nicht grundsätzlich negativ. Sie können uns wichtige Hinweise für die Bewertung einer Situation

geben, erhöhen unsere Aufmerksamkeit und unser körperliches Reaktionsvermögen, können also bei der Bewältigung bedrohlicher Situationen helfen.

→ Wenn die Angst-/Stressreaktion jedoch ein bestimmtes Maß überschreitet, hindert sie uns an einer vernünftigen Bewältigung.

→ Es kommt darauf an, dem Gehirn zu einem »arbeitsfähigen« Zustand zu verhelfen, bei dem ihm das volle Bewältigungspotenzial zur Verfügung steht.

→ Für die Angstreaktion ist weniger die objektive Bedrohlichkeit einer Situation entscheidend als vielmehr die subjektiv wahrgenommene Bedrohlichkeit.

→ Dabei spielen Bewertungsprozesse die entscheidende Rolle. Diese laufen überwiegend unbewusst auf der Basis früherer Erfahrungen ab.

→ Frühkindliche Erfahrungen üben einen besonders intensiven Einfluss auf unser Erleben, speziell auf unser emotionales Erleben aus.

→ Angstreaktionen sind gelernt, können also auch wieder verlernt werden.

→ Wenn gewohnte Bewältigungswege nicht mehr funktionieren, hilft die Angst-/Stressreaktion, diese automatisierten Verbindungen im Gehirn zu destabilisieren und neue Wege zu bahnen.

→ Es ist möglich, gezielt Einfluss auf diese Prozesse zu nehmen, das Stresssystem herunterzufahren und eingespielte Bewertungen und »Autobahnen« im Gehirn zu ändern. Das Gehirn ist in diesem Sinne eine »lebenslange Baustelle«.

→ Je intensiver die emotionale Beteiligung und die Beteiligung mehrerer Sinnes- und Erfahrungsmodalitäten, umso intensiver der Lerneffekt.

→ Die neuen Wege werden umso intensiver gebahnt, je häufiger sie benutzt werden: Bei neuen Erlebens- und Verhaltensweisen sind neben der Intensität auch häufige Wiederholungen wichtig.

→ Wenn langfristig kein Ausweg aus einer Situation gefunden wird und die Angst-/Stressreaktion anhält, brechen die Mechanismen der fein abgestimmten Regulationssysteme zusammen. Nicht nur die psychischen Auswirkungen, sondern auch die Auswirkungen auf den Körper sind dann gravierend und können bis zum vorzeitigen Tod führen.

→ Allein das Gefühl, in einer angstbesetzten Situation überhaupt handeln, irgendetwas tun zu können, ist schon hilfreich, auch wenn die Handlung letztlich objektiv nicht sinnvoll ist. Gestaltete Angst verliert an Bedrohlichkeit.

→ Vertrauensvolle soziale Beziehungen sind dann das beste Mittel gegen die Angst, wenn die Selbstregulationsmechanismen nicht mehr ausreichen.

▸ Wodurch können wir Einfluss nehmen?

5. TEIL
Kraft aus der Kraft

DIE PSYCHOTHERAPIE hat sich ebenso wie die Psychiatrie in der Vergangenheit überwiegend damit beschäftigt, was Menschen krank macht, welche psychischen Krankheiten und Störungen es gibt und wie man diese Störungen am besten beheben kann. Es gab aber auch immer schon Ansätze, welche psychische Prozesse und Symptome eher von einem eher ressourcenorientierten Blickpunkt aus betrachtet haben, beispielsweise Ansätze aus der humanistischen Psychologie, der Psychoanalyse nach C. G. Jung oder der Logotherapie von Viktor Frankl. Aber erst in den letzten zehn bis zwanzig Jahren kommen immer mehr Ansätze zum Tragen, die die Fragestellung ganz radikal umkehren: *Was hält Menschen trotz schwerer Belastungen psychisch gesund, wodurch sind psychisch stabile Menschen gekennzeichnet und wie kann man diese psychische Gesundheit fördern und* *erhalten?* Diese neue Denkweise führt zusammen mit neueren Ergebnissen der Hirnforschung und auch der Psychotrauma-Forschung und -Therapie allmählich auch zu einer Veränderung der traditionellen psychotherapeutischen Konzepte.

Ein Pionier auf diesem Gebiet war der amerikanisch-israelische Medizinsoziologe Aaron Antonovsky (1923–1994). In einer Studie mit israelischen Frauen untersuchte er psychische Symptome in den Wechseljahren. Er stellte dabei überrascht fest, dass von denjenigen Frauen, die KZ-Überlebende waren, immerhin fast ein Drittel psychisch sehr stabil war, also offenbar keine nachhaltigen psychischen Beeinträchtigungen durch diese traumatischen Erfahrungen davongetragen hatte. Dies nahm er zum Anlass für seine weiteren Forschungen, die letztlich zur Formulierung seines »Salutogenese-Konzepts« (die Entstehung von Gesundheit) im Gegensatz zum traditionellen »Pathogenese-Konzept« (die Entstehung von Krankheit) führten. Sein Ansatz beschreibt, was dazu beiträgt, dass Menschen auch unter schwersten Bedingungen gesund bleiben können. Zentral ist dabei nach seinen Erkenntnissen das *»Kohärenzgefühl«* (sense of coherence: SOC). Es bezeichnet, wie Menschen sich selbst und die Welt erleben, und setzt sich aus den drei Dimensionen Verstehbarkeit (sense of comprehensibility), Handhabbarkeit (sense of manageability) und Sinnhaftigkeit, Bedeutsamkeit (sense of meaningfulness) zusammen. Das Kohärenzgefühl wächst also mit dem Gefühl, die Welt zu verstehen, sich Ereignisse erklären zu können, mit dem Gefühl, Einfluss nehmen zu können, Anforderungen aktiv bewältigen zu können, sowie mit dem Gefühl, dass das Leben einen Sinn hat. Dabei ist es nicht wichtig, ob dieses Gefühl realistisch ist, es kommt lediglich auf das subjektive Empfinden an. In zahlreichen wissenschaftlichen Untersuchungen wurde diese Theorie inzwischen untermauert. Ein weiterer wichtiger Punkt in dem Salutogenese-Konzept besagt, dass Gesundheit und Krankheit die beiden Pole eines Kontinuums bilden: Ein Mensch ist nie entweder ganz krank oder ganz gesund, sondern relativ krank bzw. relativ gesund.

▸ Kraft aus der Kraft

Damit verwandt ist das Konzept der »*Resilienz*«, der psychischen Widerstandskraft. Den Grundstein für die Forschungen legte die deutschstämmige Anthropologin Emmi Werner. 1955 begann sie mit einer breit angelegten Studie, in die sie alle Neugeborenen des Jahrgangs auf Kauai/Hawaii einbezog und deren Lebensweg über 40 Jahre wissenschaftlich begleitete. Ein Drittel dieser Kinder stammte aus sozial benachteiligten Familien und wuchs in einem Umfeld von Armut, Alkohol- und Drogenkonsum, Gewalt und Kriminalität auf. Man stellte aber fest, dass ein Drittel dieser extrem belasteten Kinder sich trotzdem positiv entwickelte und keine Verhaltensauffälligkeiten zeigte. Diese Kinder zeichneten sich durch ein hohes Maß an »Resilienz« aus. Der Begriff stammt ursprünglich aus der Physik und bedeutet so viel wie »Abprallen, Zurückspringen«. Dies kennzeichnet die Eigenschaft eines Materials, elastisch und flexibel auf eine äußere Einwirkung zu reagieren und dadurch die eigene Form bewahren zu können. Resilienz ist die Fähigkeit, in schwierigen Situationen und Krisen die eigenen Kraftquellen zu mobilisieren, um wieder ins Gleichgewicht zu kommen und an den Herausforderungen zu wachsen. Zu den Faktoren, die zur Entwicklung von Resilienz beitragen, gibt es inzwischen viele Forschungsergebnisse. Der Grundstein für Resilienz wird durch stabile Bindungserfahrungen in der Kindheit und ein stützendes soziales Umfeld gelegt. Aber selbst wenn es solche Erfahrungen nicht gab, heißt die positive Botschaft: Es ist zeitlebens möglich, die eigene psychische Widerstandskraft zu entwickeln. Von der großen amerikanischen Fachgesellschaft APA (American Psychological Association www.helping.apa.org) werden zehn Wege zum Aufbau und zur Stärkung der Resilienz empfohlen:

➜ Soziale Beziehungen pflegen
➜ Krisen nicht als unüberwindbar ansehen
➜ Veränderungen als Teil des Lebens akzeptieren
➜ Eigene Ziele anstreben
➜ Aktiv werden

→ Belastungen als Gelegenheit zum Wachstum ansehen
→ Ein positives Selbstbild pflegen
→ Eine breitere Perspektive behalten
→ Optimistisch und hoffnungsvoll bleiben
→ Für sich sorgen

Diese sehr allgemein gehaltenen Empfehlungen können eine Orientierung für die Stärkung der eigenen psychischen Widerstandskraft auch im Umgang mit Krisen geben. Es lohnt sich, anhand dieser Liste einmal das eigene »Resilienzprofil« zu erstellen und sich zu fragen: In welchen Bereichen bin ich relativ gut, wo gibt es noch Entwicklungspotenziale, wie könnte die konkrete Umsetzung aussehen? Ebenso gibt es verschiedene Fragebögen zur Erfassung von Resilienz. Typische Fragen sind dabei: »Ich kann auf Anforderungen flexibel reagieren«, »Ich beschäftige mich damit, was mir guttut«, »Ich kann verschiedene Perspektiven einnehmen« oder auch »Ich fühle mich mit anderen verbunden«. Forschungsergebnisse belegen, dass Menschen mit hohen Resilienzwerten nicht nur einen allgemein besseren Gesundheitsstatus aufweisen sondern auch nach traumatischen Erfahrungen wie dem Attentat vom 11. September 2001 in New York oder wenn sie Opfer von Gewaltverbrechen wurden, weniger Depressionen, weniger posttraumatische Stresssymptome und eine bessere Affektregulation zeigten.

Ein dritter Ansatz in dieser Richtung ist noch relativ jung, hat aber schon in kurzer Zeit großen Einfluss gewonnen. Dies ist die »*Positive Psychologie*« *(nicht zu verwechseln mit* »*Positiv Denken*«, wie es in vielen Ratgeber-Büchern vertreten wird). »Positive Psychologie ist die wissenschaftliche Erforschung des optimalen menschlichen Verhaltens. Sie hat sich zum Ziel gesetzt, die Faktoren zu entdecken und zu fördern, die zur positiven Entwicklung des Individuums und der Gesellschaft beitragen. Positive Psychologen richten ihre Aufmerksamkeit auf die Voraussetzungen psychischer Gesundheit, anstatt sich weiterhin nur mit Krankheiten und Fehlfunktionen zu beschäftigen«

(Manifest der Positiven Psychologie 1999). Der Hauptbegründer Martin Seligman ist einer der bekanntesten Psychologen unserer Zeit. Er hat sich die meiste Zeit seines Lebens mit Depressionsforschung beschäftigt und dazu wichtige Theorien entwickelt, die jede Psychologie-StudentIn heute lernen muss. Sein Konzept der »erlernten Hilflosigkeit« besagt, dass Menschen und Tiere, die »gelernt« haben, einer belastenden Situation hilflos ausgeliefert zu sein, letztlich depressiv werden und auch dann keine Versuche mehr unternehmen, die Situation zu ändern, wenn dies objektiv erfolgreich wäre. Dies kann bis zum vorzeitigen Tod führen. Nun hat Martin Seligman die Blickrichtung seiner Forschungen radikal umgekehrt. Er interessiert sich jetzt dafür, wie positive Gefühle entstehen und auf welche psychischen, körperlichen und gesellschaftlichen Ebenen sie sich auswirken und wie man diese Gefühle gezielt fördern kann. Er gründete 1998 gemeinsam mit den bekannten Psychologen Mihaly Csikszentmihalyi (das »Flow-Konzept«) und Ray Fowler die neue Fachrichtung der »Positiven Psychologie«. Inzwischen gibt es viele Studien mit zigtausend TeilnehmerInnen zu dieser neuen Forschungsrichtung.

Eine der bekanntesten Vertreterinnen der Positiven Psychologie ist Barbara Fredrickson. Auf der Grundlage ihrer über 20-jährigen Forschung entwickelte sie die »Broaden-and-Build« (etwa: Erweitern/Öffnen und Aufbauen)–Theorie der positiven Emotionen. Im Kontrast zu den oben geschilderten Überlebensvorteilen negativer Gefühle wie Angst (Aktivieren von Aufmerksamkeit und von Handlungsimpulsen wie Flucht oder Kampf) geht es ihr um die entsprechende Wirkung positiver Gefühle: Welche Veränderungen der Wahrnehmung und des Verhaltens und anderer Aspekte, die einen Überlebensvorteil bieten, werden durch positive Emotionen gefördert? Die Forschungen ihrer Arbeitsgruppe zeigen, dass sogar kurzfristig in Experimenten erzeugte positive Gefühle deutliche Auswirkungen auf die Wahrnehmung, die Problemlösung, die Kreativität und Leistungsfähigkeit und sogar auf die körperliche Gesundheit haben. Bei der gezielten Aktivierung positiver Gefühle erweitert sich das Denk- und Handlungsrepertoire eines Menschen. Die Forschungsergebnisse zeigen auch, dass eine Aufwärtsspirale in Richtung eines zunehmenden Aufbaus von Ressourcen entsteht (Build-Effekt), was sich in einer Verbesserung in folgenden Bereichen ausdrückt:

- Intellektuelle Ressourcen (z. B. bessere Problembewältigung, Neues lernen)
- Physiologische Ressourcen (z. B. kardiovaskuläre Gesundheit, Koordination)
- Soziale Ressourcen (z. B. neue Kontakte)
- Psychologische Ressourcen (Zunahme von Optimismus und Resilienz, Zielorientierung).

Für dieses Phänomen benutzt Barbara Fredrickson den Begriff »Flourishing«. Der Begriff stammt aus der Biologie und bedeutet erblühen, aufblühen, gedeihen.

Flourishing im psychologischen Sinn bedeutet so viel wie: Menschen erblühen, gedeihen oder blühen auf, wenn sie entsprechende Lebensbedingungen haben. Doch zum Erblühen gehören, wie wir wissen, auch das Verblühen, das Verwelken und letztlich auch der fortlaufende Übergang in einen anderen Zustand.

Bei Extremstress oder bei als unkontrollierbar erlebten Belastungen kann die seelische Widerstandskraft bzw. auch flourishing, also das Erblühen, im Leben jedoch auch in Gefahr geraten. Deshalb ist es hilfreich, auch Wege zu kennen, die eine Stressbalance ermöglichen, um dadurch letztlich auch die seelische Widerstandskraft für den Umgang mit dem Verblühen zu stärken. Ressourcen gegen die Angst sind dabei ein Hauptweg und tragen dazu bei, die persönliche Toleranz gegenüber den Unwägbarkeiten des Lebens zu erhöhen. Entscheidend ist dabei eine gezielte Anwendung der entsprechenden Übungen und Techniken über einen längeren Zeitraum.

Eine Empfehlung einer weiteren Vertreterin der Positiven Psychologie, Sonja Lyubomirsky, kann dabei richtungsweisend sein: Verändere absichtlich ganz alltägliche Aktivitäten, Denk- und Verhaltensweisen, nicht deine Lebensumstände (»Change your activities, not your circumstances«). Sie rät dazu, sofort im Alltag Veränderungen vorzunehmen, mögen sie auch noch so klein erscheinen, statt auf eine Veränderung der Lebensumstände zu warten oder zu hoffen nach dem Motto »wenn ich erst …«. Letztlich bedeutet dies auch, das Leben nicht zu »verschieben«.

Im Gegensatz zu Antonovsky, der das »Kohärenzgefühl« eher im Sinne einer Persönlichkeitseigenschaft als relativ stabil ansah, weisen die neueren Ansätze und besonders die Positive Psychologie und ihre Forschungsergebnisse darauf hin, dass positive Emotionen und damit die psychische Widerstandskraft »gelernt« – d. h. durch gezielte Interventionen bei jedem Menschen erzeugt – werden können. Für manche Menschen erscheinen die Empfehlungen, die aus diesen neuen Ansätzen erwachsen, trivial oder nicht neu, etwa die Empfehlung, jeden Abend drei positive Erfahrungen aufzuschreiben. Neu ist, dass die konkreten Auswirkungen erstmals umfassend wissenschaftlich erforscht wurden. Es kommt darauf an, die Anregungen wirklich ernst zu nehmen und sie im Alltag umzusetzen. Wichtig ist bei den verschiedenen Empfehlungen und Anregungen auch, dass nur diejenigen aufgenommen und umgesetzt werden, die persönlich als positiv und »echt« erlebt werden. Es geht nicht darum, »gut drauf« zu sein, sondern um ganz konkrete langfristige Wirkungen auf den verschiedenen Ebenen, die sich dann auch in der Bewältigung von Krisen und schwierigen Lebenssituationen zeigen. Genauso wenig geht es darum, negative Gefühle zu vermeiden, sondern eine gute Balance zu erreichen. Da unser Gehirn, wie bereits dargestellt, sowieso eher auf die Wahrnehmung negativer Inhalte »gepolt« ist, erfordert es für eine gute Balance entsprechend mehr Impulse in positiver Richtung. Untersuchungen ergaben ein »optimales« Verhältnis der bewussten Aktivierung von mindestens 3:1 positiven zu negativen Emotionen. Jedoch kehrt sich dieser Effekt bei einem zu hohen Anteil bewusst aktivierter positiver Emotionen (etwa 11:1) wieder um, also: Die Aktivierung positiver Gefühle ist wirksam, die Dosis lässt sich aber nicht unendlich steigern.

Die Forschungsergebnisse aus diesen neuen Ansätzen entsprechen auch den neueren Erkenntnissen der Hirnforschung: Die alten »Programme« müssen gezielt »überschrieben« werden, d. h. die neuen, hilfreicheren Verbindungen müssen ständig gebahnt und damit die entsprechenden Netzwerke gestärkt und ausgebaut werden, bis sie »automatisiert« sind. Je höher dabei die gefühlsmäßige Beteiligung ist, umso besser gelingt dies. Die Impulse und Übungen in diesem Buch wirken in diese Richtung.

Auch der erste Aspekt in Barbara Fredericksons Ansatz, das »Broaden«, wird durch die Neurobiologie unterstützt: Wie oben ausgeführt, engt Angst die Wahrnehmung ein, führt zu dem bekannten »Tunnel-Blick«, die Nutzung »höherer«, differenzierterer kognitiver Funktionen ist blockiert. Im positiv-entspannten Zustand dagegen steht das gesamte Gehirn, also insbesondere auch der Präfrontale Kortex, zur Verfügung. In Experimenten hat Fredrickson z. B. gezeigt, dass Versuchspersonen, die in positive Stimmung versetzt werden, auf Bildern deutlich mehr wahrnehmen und ihre Merkfähigkeit deutlich besser ist. In einem anderen Experiment wurden die Versuchspersonen dadurch gestresst, dass ihnen mitgeteilt wurde, sie müssten in wenigen Minuten eine öffentliche Rede halten. Entsprechend reagierten sie mit Stresssymptomen des autonomen Nervensystems, dem Anstieg von Blutdruck und Herzrate. Nun informierten die ForscherInnen die Versuchspersonen darüber, dass sie statt die Rede zu halten ein Video sehen sollten. Es gab vier verschiedene Videos. Der Zeitraum, bis zur Erholung von der Stressreaktion, d. h. zur Rückkehr zu normalen Werten von Blutdruck und Herzrate, wurde gemessen. Diejenigen, die ein neutrales Video sahen, waren nach 35 Sekunden wieder im Normalzustand. Diejenigen, die ein trauriges Video sahen, brauchten dazu über 40 Sekunden. Aber bei denjenigen, die ein lustiges oder Zufriedenheit ausdrückendes Video sahen, waren die Stressreaktionen bereits nach gut 20 Sekunden beendet. Achten Sie also, besonders wenn Sie sehr belastet oder gestresst sind, darauf, welche Filme Sie sich ansehen. Ihr Körper dankt es Ihnen!

Bei der Wertung der hier dargestellten ressourcenorientierten Ansätze, speziell der Positiven Psychologie, entstehen leicht Missverständnisse. Es geht nicht darum, Leiden zu verleugnen. Es ist wichtig, ein schweres Schicksal, eine belastende Lebenssituation anzuerkennen und auch Trauer, Wut, Verzweiflung nicht zu unterdrücken. Langfristig ist es jedoch wenig hilfreich, im Leiden zu verharren und – im neurobiologischen Sinn – immer wieder in denselben negativen gedanklichen Netzwerken zu kreisen und diese »Autobahnen« dadurch weiter zu verbreitern. Es geht eher darum, auch Baumaterial für mögliche Nebenwege zur Verfügung zu stellen, damit diese auch sichtbar und befahrbar werden. Es geht auch darum, die Sicht auf mögliche Ausfahrten und Nebenstrecken nicht zu verbauen, den Blick wieder zu weiten und vielleicht aus der Distanz, etwa einer Vogel- oder Hubschrauberperspektive, neue Wege zu entdecken, sie probeweise zu nutzen und dadurch zu stabilisieren. Sicher gibt es aber auch Menschen, die sich durch das Verharren in den negativen Netzwerken stabilisieren oder die einen eher pessimistischen Bewältigungsstil entwickelt haben, eine kognitive Strategie, die für sie hilfreich ist. Es geht nicht um einen Zwang zu »positiven Emotionen«, erst recht nicht um einen »Zwang zum Glück«. Glück ist ja bekanntlich ein flüchtiges Gut, vielmehr könnte man eher sagen, »der Weg ist das Ziel« oder wie Buddha sagt, »Glück ist der Weg«. Darauf, wie dieser Weg gestaltet ist, können wir Einfluss nehmen. Es geht nicht um die »rosarote Brille«, es geht vielmehr darum, überhaupt eine Brille zu benutzen, wenn wir nicht mehr klar sehen können, wenn wir den Überblick verloren haben.

Wir können durch die Wahl des Weges auch Einfluss auf unsere körperlichen Prozesse nehmen. Dazu gibt es viele Forschungsergebnisse. Exemplarisch dafür ist eine Studie von Melissa Rosenkranz aus der Forschungsgruppe um Richard Davidson von der Universität von Wisconsin. Sie forderten Versuchspersonen auf, gezielt entweder an positive oder negative Erfahrungen in ihrem Leben zu denken. Bei denjenigen, die an negative Erfahrungen denken sollten, zeigte sich in den abgeleiteten Hirnströmen (EEG) eine signifikante »Rechtslastigkeit« in der Aktivität des Präfrontalen Kortex. Bei denjenigen, die an positive Ereignisse denken sollten, war der linke Präfrontale Kortex mehr aktiv. Interessanter ist aber ein weiteres Ergebnis: Melissa Rosenkranz impfte nun Versuchspersonen gegen Grippe. Diejenigen, deren Präfrontaler Kortex eher linksseitig aktiver war, die also positiver gestimmt waren, bildeten viermal mehr Antikörper als die »rechtslastigen«, negativ gestimmten. Das bedeutet, dass sie ein viel »leistungsfähigeres« Immunsystem hatten. Nach den Ergebnissen dieser und anderer Forschungsgruppen unterscheiden sich Menschen in der »Rechtslastigkeit« oder »Linkslastigkeit« ihres Präfrontalen Kortex, und es ist offenbar auch möglich, darauf gezielt Einfluss zu nehmen. Vielleicht wird ja durch die Beschäftigung mit den Anregungen und Übungen, die wir Ihnen in diesem Buch geben, Ihr Gehirn auch »linkslastiger« bzw. ausgeglichener.

Zur Wirkung von Stress, Angst und Depression gibt es bekanntlich unendlich viele Studien, die belegen, dass diese Faktoren einen negativen Einfluss auf Immunfunktionen haben. Wir alle wissen, dass wir in »stressigen« Situationen eher eine Erkältung bekommen. Die Auswirkungen können aber viel gravierender sein, wie wir schon ausgeführt haben: Psychische Dauerbelastungen können nicht nur zu Erkältung, Grippe- oder Herz-Kreislauf-Erkrankungen führen, sondern auch das Tumorwachstum beeinflussen. Aus der Psychoneuroimmunologie gibt es aktuell praktisch wöchentlich neue Studienergebnisse, die in diese Richtung weisen. Aber es gibt auch zunehmend Studien, die die Bedeutung schützender Faktoren zeigen, wie sie in diesem Buch beschrieben werden

Zusammenfassung
→ In der Psychotherapie und Forschung gewinnen in den letzten Jahren immer mehr Ansätze an Bedeutung, die statt

nach den Ursachen psychischer Krankheiten zu forschen, fragen: Was hält Menschen psychisch und körperlich gesund, wodurch sind psychisch stabile Menschen gekennzeichnet und wie kann man die psychische Widerstandskraft fördern und erhalten? Wir haben drei der bedeutendsten Ansätze vorgestellt, die durch zahlreiche wissenschaftliche Studien belegt sind:

→ Nach dem »Salutogenesekonzept« von Antonovsky sind psychisch und körperlich stabile Menschen durch ein hohes Maß an »Kohärenzgefühl« gekennzeichnet. Es beschreibt, wie Menschen sich selbst und die Welt erleben, und setzt sich aus den drei Dimensionen Verstehbarkeit, Handhabbarkeit und Sinnhaftigkeit zusammen.

→ Resilienz bezeichnet die psychische Widerstandskraft, die Fähigkeit, auch in schwierigen Situationen Ressourcen mobilisieren zu können. Der Grundstein für Resilienz wird durch stabile Bindungserfahrungen in der Kindheit gelegt. Aber selbst wenn es solche Erfahrungen nicht gab, ist es zeitlebens möglich, die eigene psychische Widerstandskraft zu entwickeln. Dazu gibt es konkrete Anregungen, etwa von der psychologischen Fachgesellschaft APA.

→ Ein dritter Ansatz ist die »Positive Psychologie«, die diejenigen Faktoren wissenschaftlich erforscht, die zur positiven Entwicklung des Individuums und der Gesellschaft beitragen. Studien zeigen u. a. die Wirkung positiver Emotionen auf die Entwicklung intellektueller, physiologischer, sozialer und psychologischer Ressourcen. Der dadurch erreichte Zustand wird als »Flourishing« (Erblühen, Gedeihen) bezeichnet. Weiterhin werden Wege erforscht, wie diese Wirkung erzielt werden kann, beispielsweise durch Veränderung alltäglicher Aktivitäten und gewohnter Denk- und Verhaltensweisen.

→ Obwohl die drei Ansätze aus unterschiedlichen Fachgebieten entstanden sind, kommen sie zu ähnlichen Folgerungen und zu ähnlichen daraus abgeleiteten allgemeinen Handlungsempfehlungen.

→ Diese neuen Ansätze entsprechen auch den oben beschriebenen neueren Erkenntnissen der Hirnforschung.

→ Das TRUST-Konzept basiert auf diesen Ansätzen.

6. TEIL
TRUST – and go!
Das KRISEN-ABC

TRUST – and go!

Das Wort TRUST steht für Vertrauen. Darüber hinaus steht TRUST auch für ein Prinzip, für ein Lebensgefühl, das darauf baut, dass eine gezielte Ausrichtung auf Ressourcen das Leben auf unterschiedlichen Ebenen stärkt und verändert. Besonders die neurobiologischen Erkenntnisse der letzten Jahre unterstreichen, wie sehr wir davon profitieren können, wenn wir im Alltag bewusst die Kraft von individuellen, sozialen und sinngebenden Ressourcen spüren und nutzen.

Das Motto *TRUST – and go!* haben wir gewählt, um zu betonen, dass es zwar gut ist, auf die Flexibilität des Gehirns, auf Selbstheilungskräfte, Ressourcen und auf die daraus folgende Resilienz zu vertrauen, man muss aber auch stets etwas dafür tun. Folgt man der Erkenntnis, dass unser Gehirn bis zum Lebensende lernfähig bleibt, dann sollte man ihm auch etwas bieten. Wir wissen, dass sich die biologische Struktur des Gehirns und damit dann auch die Fähigkeiten, mit Stress und Angst anders umzugehen, erfahrungsabhängig verändert. Es gilt inzwischen als bewiesen, dass selbst schwierigste Kindheitserfahrungen im Laufe des Lebens durch vertrauensvolle, stärkende Beziehungen, durch Selbstwirksamkeitserlebnisse und auch durch Psychotherapie verändert werden können. Dies führt dann auch zu einer Veränderung der neuronalen Strukturen und Netzwerke im Gehirn. Doch allein über eine Reduzierung von Angst oder Stress stellt sich nicht automatisch ein insgesamt anderes Lebensgefühl ein.

Dahinter steht das Vertrauen, dass jeder Mensch Chancen hat, das eigene Leben zu beeinflussen, auch wenn es Situationen gibt, in denen diese Einflussmöglichkeiten angesichts großen Leids gering erscheinen. Der buddhistische Mönch Matthieu Ricard sagt: »Das Ich ist ein dynamischer Fluss von Erfahrungen.« Will man nach Ricard das »wahre Glück« im Sinne einer lang anhaltenden Zufriedenheit erleben, dann geht es darum, sich mit einer Art des Seins vertraut zu machen, die anerkennt, dass das Leben auch Leid beinhaltet, dass aber tief im Inneren eine Kraft ist, die nicht leiden will, und dass diese Spannung tagtäglich Herausforderungen stellt, die zu bewältigen sind. Ricard benutzt folgendes Beispiel: »Wenn man an Grippe erkrankt, dann wird man nicht zur Grippe« – oder in anderen Worten ausgedrückt: Ich bin mehr als meine aktuelle Grippe. Diese Sichtweise kann man selbstverständlich auf alle anderen Zustände und Erfahrungen übertragen. Doch möglicherweise ist der Fluss von wirklich neuen Erfahrungen durch chronifizierte Handlungs-, Denk- und Fühlmuster blockiert. Daher ist es wichtig, darauf zu vertrauen und zu spüren, dass durch einen aktiven Prozess neue Erfahrungen verwirklicht werden können. Die Zeit heilt nicht automatisch alle Wunden, sondern der Prozess des angstfreien Erlebens mit dem, was jeweils da ist, muss auch kultiviert und gepflegt werden. Martin Seligman benutzt folgendes Bild: »Wenn ich Rosen in meinem Garten haben will, dann muss ich auch welche einpflanzen, es reicht dann nicht, nur den vorgesehenen Platz für die Rosen von Unkraut zu befreien.« Matthieu Ricard sagt: »...dass wir alle vollkommen geboren werden, weil jedes Wesen einen Schatz beherbergt, der nur entdeckt zu werden braucht. Doch das geschieht nicht von allein. Aus der Milch wird keine Butter, wenn wir sie sich selbst überlassen. Wir müssen sie bearbeiten.«

Wenn es um krisenhaftes Erleben geht, verwenden wir auch gerne das Beispiel einer Schallplatte, die einen Kratzer oder Sprung hat, wodurch der Tonkopf in einer Rille hängen bleibt und immer wieder dieselbe Melodie spielt. Damit die Musik weiterlaufen kann, muss man den Tonkopf anheben und in die nächste Rille setzen. Es ist also erforderlich, etwas zu tun, aktiv zu werden. Dazu ist es gut, wenn man vielfältige Wege und Bausteine kennt, um »den Tonkopf in die nächste Rille zu setzen«, um Erfahrungen wirklich im eigenen Sinn verändern zu können. Darum geht es in diesem Kapitel.

Sie haben bereits viele Hinweise erhalten, was zu tun ist, um »Kraft in der Krise« und »Ressourcen gegen die Angst« zu erleben. Jetzt geht es um das »Wie«! Je nach Ausgangssituation ist das manchmal gar nicht so einfach, wie es jetzt erscheinen mag.

Eine Mutmach-Geschichte dazu stammt sinngemäß von Barbara Fredrickson (Sie erinnern sich, sie benutzt das Wort Gedeihen/Flourishing als Metapher für das Gefühl des Aufblühens als Mensch, für die Möglichkeit der Selbstverwirklichung): Eines Abends erzählte eine alte Cherokee-Indianerin ihrem Enkel über den Kampf im Inneren der Menschen. Sie sagte: »Mein Sohn, dieser Kampf ist ein Kampf zwischen zwei Wölfen, der in uns allen tobt. Einer ist *Negativity*. Es ist Ärger, Traurigkeit, Verachtung, Stress, Furcht, Abscheu, Schuld, Scham und Hass. Der andere ist *Positivity*. Es ist Freude, Dankbarkeit, Gelassenheit, Interesse, Hoffnung, Stolz, Vergnügen, Inspiration, Ehrfurcht und über allem: Liebe.« Der Enkel dachte darüber nach und fragte dann seine Großmutter: »Welcher Wolf gewinnt?« Die alte Indianerin antwortete ganz einfach: »Der, den du fütterst.«

Ein Leben in Zufriedenheit und ohne blockierende Angst ist nichts Feststehendes oder ein für allemal Vorhandenes. Leben ist nicht Stillstand. Wenn der Lebensfluss stockt, blockiert ist oder auch als überflutend erlebt wird, dann brauchen wir TRUST – Vertrauen! Vertrauen hilft, den dynamischen Erfahrungsfluss wieder in Gang zu bringen, am besten auf allen drei Ebenen: Selbstvertrauen, Vertrauen in Andere und Vertrauen auf »etwas Höheres«. TRUST – and go kann ein Lebensmotto werden, das selbst bis zum endgültigen »go« hinreichen kann. Das Leben ist endlich, doch wir sind es in unserer Kultur nicht gewohnt, darüber zu sprechen, auch nicht mit uns selbst.

Das KRISEN – ABC

Was folgt aus den neurobiologischen Erkenntnissen und den Modellen und Forschungsergebnissen dieser neuen wissenschaftlichen und therapeutischen Richtungen für die Bewältigung von Angst und Krisen? Wir haben daraus Empfehlungen und Anregungen abgeleitet und diese zur leichteren Orientierung in Form einer Checkliste zusammengefasst. Dafür haben wir das Wort KRISEN-ABC als Akronym (Initialwort) gewählt. Jeder Buchstabe steht für ein wichtiges Element aus den neurobiologischen und psychotherapeutischen Ansätzen und dem daraus abgeleiteten TRUST-Konzept.

Allein das Wort KRISEN-ABC eröffnet mit jedem Buchstaben vielfältige Erfahrungsmöglichkeiten, um Kraft in der Krise entwickeln zu können. Richtungsweisend für die Entwicklung dieser Checkliste waren außerdem unsere jahrzehntelangen psychotherapeutischen Erfahrungen mit Menschen, die durch ein Trauma oder eine lebensbedrohliche Erkrankung in eine existenzielle Krise geraten sind. Dabei konnten wir immer wieder erleben, wie Menschen trotz extremer Belastungen letztlich große Bewältigungskompetenzen entwickeln und zu sich selbst finden konnten.

Jeder der neun Buchstaben repräsentiert und eröffnet ein breites Spektrum an konkreten Impulsen, Handlungsempfehlungen und Ideen, die wir Ihnen in diesem Kapitel ausführlich darstellen. Je nach Situation können unterschiedliche »Buchstaben« beziehungsweise die damit verbundenen Anregungen hilfreich sein. Die Reihenfolge ist also nicht zwingend.

Keep Cool
Ressourcen aktivieren
Innehalten
Sinn finden
Engagement
Neues entdecken
Aktiv werden
Bewertungen ändern
Chancen erkennen

Zur Einstimmung hier das KRISEN-ABC im Überblick:
KEEP COOL: Das Stresssystem herunterfahren. Im Angst- und Stressmodus arbeitet das Gehirn auf einer »primitiven« Ebene. Der Zugriff auf differenzierte Bewertungs- und Bewältigungs-Kompetenzen ist blockiert. Nur ein »kühler Kopf« findet Lösungen, hat das gesamte Repertoire an Erfahrungen zur Verfügung. Deshalb gilt es zunächst, das Gehirn in einen »arbeitsfähigen« Zustand zu bringen, bevor wir auf eine Situation reagieren.

RESSOURCEN AKTIVIEREN: Die Aktivierung und Stärkung der individuellen Ressourcen auf verschiedenen Ebenen ist die Grundlage für die Bewältigung von Angst und Krisen in allen hier vorgestellten Konzepten. Deshalb gibt es im Kapitel TRUST – and go! zu diesem Bereich die meisten Anregungen. Eine kontinuierliche Ressourcen-Aktivierung im Alltag, auch ohne akute Krise oder Angst, stärkt sowohl das Gefühl, dass das Leben verstehbar, handhabbar und sinnvoll ist (Kohärenzgefühl), führt zum individuellen Erblühen und Gedeihen (Flourishing) und stärkt sowohl die körperliche als auch die psychische Widerstandskraft (Resilienz).

INNEHALTEN: Mit Achtsamkeit in der Gegenwart sein, die Wahrnehmung bewusst lenken. Wir neigen dazu, besonders in Situationen, die mit Angst, Ärger oder ähnlichen negativen Gefühlen verbunden sind, unmittelbar und oft »kopflos« zu reagieren. Genauso sind wir oft in Gedanken entweder mit Ereignissen der Vergangenheit oder der Zukunft beschäftigt: Wir grübeln über vergangene Fehler oder zukünftige Befürchtungen und nehmen nicht wahr, was in der Gegenwart geschieht. Der achtsame Umgang mit uns selbst und mit anderen Menschen ist die Grundlage für ein TRUST-Lebensgefühl. Achtsam in der Gegenwart zu sein ist eine Kunst, die oft erst mühsam erlernt werden muss, etwa durch Meditation. Es ist aber möglich, sich diesem Zustand der Achtsamkeit auf einfache Weise zu nähern. Viele Studien zeigen, dass Achtsamkeitsübungen sich positiv auf die körperliche und psychische Verfassung auswirken. Achtsamkeitsübungen können auch helfen, aus einem negativen »Gedankenkarussell« herauszukommen.

SINN FINDEN: Eigene Ziele und Werte entwickeln. Besonders in Krisenzeiten stellt sich oft die Frage, welchen Sinn hat das alles. Die Sinnfindung ist jedoch ein ständiger Prozess. Sie entwickelt sich auf der Basis der bisherigen, in den neuronalen Strukturen verankerten Wertesysteme weiter durch neue innere und äußere Erfahrungen. Dabei sind Erfahrungen besonders wirksam, die die bisherige innere Orientierung und die bisherigen Handlungskonzepte infrage stellen und mit starken Gefühlen verbunden sind. Sinnfindungsprozesse sind oft schmerzlich, wenn der bisherige Lebenssinn infrage gestellt ist. Letztlich gilt es, das

Grundgefühl zu erreichen, dass das Leben einen Sinn hat, dass es sich lohnt, auf dieser Welt zu sein, dass sich Anstrengungen und Engagement lohnen.

ENGAGEMENT: Soziale Beziehungen aktiv aufbauen und pflegen, etwas für andere tun, sich öffnen. Tragfähige soziale Beziehungen haben sich in vielen Untersuchungen als wichtigster psychischer Schutzfaktor erwiesen, etwa bei einem Trauma oder einer lebensbedrohlichen körperlichen Erkrankung. Engagement kann aber auch heißen, sich ganz einer Tätigkeit hinzugeben und das berühmte »Flow-Gefühl« zu erleben.

NEUES ENTDECKEN: Wir haben gezeigt, wie Angst die Wahrnehmung einengt, blind für Neues, für alternative Sichtweisen und Wege macht. Damit das Gehirn »flexibel« bleibt, ist es wichtig, neue Wege zu beschreiten, Neugier zu bewahren und auch neue Herausforderungen zu suchen. Dies fällt aber besonders in Krisenzeiten schwer. Andererseits zwingen uns Krisen und existenzielle Lebenssituationen oft auch dazu, neue Lösungen zu suchen und Neues zu wagen. Die erfolgreiche Bewältigung von neuen Herausforderungen prägt sich durch die damit verbundene Aktivierung von »Belohnungssystemen« im Gehirn besonders gut ein, wenn damit eine starke emotionale Beteiligung verbunden ist.

Offen für Neues zu sein setzt aber auch voraus, Veränderungen zu akzeptieren, selbst wenn dies manchmal sehr schwerfällt.

AKTIV WERDEN: Damit sich etwas ändert, müssen wir etwas ändern. In Krisensituationen fällt dies oft schwer, und aus Angst oder aus dem Gefühl »es hat doch keinen Sinn« halten wir eher an alten Verhaltensweisen fest. Aber auch kleine Schritte, die Veränderung alltäglicher Aktivitäten und Abläufe sind oft überraschend wirksam, wie Sonja Lyubomirsky gezeigt hat. Neue Aktivitäten ausprobieren, körperliche Bewegung, etwas in der eigenen Umgebung, z. B. in der Wohnung ändern, sich Ziele setzen, neue Interessen oder Rituale entwickeln und kleine Freuden in den Alltag einbauen, neugierig sein, sich überraschen lassen: Viele dieser Aktivitäten haben oft einen unmittelbaren Effekt. Dabei wird das Gehirn »flexibler«, das Gefühl der »Handhabbarkeit« bzw. die Selbstwirksamkeitserwartung steigen und die Stimmung verbessert sich.

BEWERTUNGEN ÄNDERN: Angstreaktionen werden oft weniger durch die reale Bedrohlichkeit einer Situation bestimmt als durch subjektive Erwartungen und Bewertungen. Diese Bewertungen sind sehr durch die bisherigen Lebenserfahrungen geprägt. Oft sind sie aber in der gegenwärtigen Situation nicht mehr angemessen. Es gilt, Wege aus diesem Teufelskreis der negativen Erwartungen zu suchen.

Die Bewertungsprozesse laufen meist unbewusst ab, häufig auf der Grundlage körperlicher Reaktionen und weniger rational gesteuert. Für die Änderung von Bewertungen spielen also mehr die beteiligten Emotionen eine Rolle als die rationalen Einsichten.

Besonders in emotional beladenen kritischen Situationen kommt es darauf an, die jeweils aktivierten »ego states« (Ich-Zustände) zu erkennen und bewusst zu beeinflussen.

Es geht auch darum, eingefahrene Bewertungen und Urteile über uns selbst, über andere Menschen oder über »die Welt«, also die »Autobahnen« im Gehirn, zu erkennen und zu hinterfragen. Auch unsere »Lebensgeschichte« ist nicht objektiv und unveränderlich in unserem Gehirn eingeprägt, sondern mit jeder Erzählung, jeder Stimmung und jeder intensiven neuen Erfahrung verändert sie sich.

Für die Veränderung von Bewertungen ist es hilfreich, bewusst auch stärkende Leitsätze, Metaphern und innere Bilder zu entwickeln.

CHANCEN ERKENNEN: Krisen bieten immer auch Chancen zur Veränderung. Bisherige Wege und Sichtweisen müssen häufig überprüft und revidiert werden. Damit ist oft ein schmerzhafter Prozess verbunden, der aber letztlich vielfach zu psychischem Wachstum und innerer Reifung führt und einen neuen Blick auf die Welt und das eigene Leben eröffnen kann. Besser ist es, wenn es uns gelingt, auch ohne existenzielle Belastungen diese inneren Reifungs- und Wachstumsschritte zu gehen. Sie können das KRISEN-ABC auch anwenden, ohne in einer existenziellen Krise zu sein, und die zahlreichen kreativen Impulse nutzen.

6.1 Keep cool

Huir y correr no es todo uno.
Fliehen und Laufen ist nicht ganz dasselbe.
Spanisches Sprichwort

Zu Beginn: Zwei Fragen zur Selbstreflexion:
➔ Was tue ich, um mich in extremen Belastungssituationen zu beruhigen?
➔ Was würde ich mir in solchen Situationen wünschen?

Das Stresssystem herunterzufahren, einen »kühlen Kopf« zu bekommen ist die erste Voraussetzung zur erfolgreichen Bewältigung von Angst und Krise. Nur so ist es möglich, wieder in Balance zu kommen und wieder Zugang zu den eigenen Bewältigungsressourcen zu finden. Jeder Mensch hat dazu im Laufe seines Lebens schon Strategien entwickelt. Diese können sehr unterschiedlich sein, je nach den individuellen Erfahrungen und Möglichkeiten oder nach den situativen Bedingungen und Notwendigkeiten. Manchmal sind diese Strategien langfristig auch nicht sehr hilfreich oder sogar schädlich, etwa Medikamentenmissbrauch.

Hier wollen wir Ihnen einige Anregungen, Übungen und Beispiele geben, die größtenteils aus der Psychotraumatherapie stammen und sich dort sehr bewährt haben. Es handelt sich dabei um Anregungen, die nicht für jeden Menschen und für jede Situation passend sind, sondern je nach Bedarf auch variiert werden können.

Die nachfolgenden Übungen haben den Charakter einer »Ersten Hilfe«, und sie haben noch eine Gemeinsamkeit: Sie sind durchweg sehr simpel. Das hat einen Grund: Im Hochstress funktioniert das Gehirn auf einer »primitiven« Ebene, die von den Angstzentren im limbischen System und den darunter liegenden, noch »primitiveren« Strukturen gesteuert wird. Komplizierte Informationen und auch Übungen, die mehr Ruhe benötigen, greifen hier meist nicht.

Auch wenn sie Ihnen simpel erscheinen mögen, es kommt darauf an, die Übungen wirklich zu *machen* und in einer Situation mit hohem Angst- und Stressniveau überhaupt daran zu denken. Man sollte jedoch beachten, dass nicht alle Übungen für alle Menschen hilfreich sind. Die nachfolgende Auswahl ist eher als Anregung oder Angebot zu sehen, aus dem Sie die für Sie passenden Übungen herausfinden und gegebenenfalls variieren können.

1. Atmen und Lächeln:

Setzen Sie sich so bequem wie möglich hin, schließen Sie wenn möglich Ihre Augen oder richten Sie Ihren Blick auf eine Stelle am Boden, spüren Sie, wie Ihre Füße fest auf dem Boden stehen und wie Ihr Körper den Sitz/die Unterlage berührt. Konzentrieren Sie sich dann auf Ihren Atem. Atmen Sie mehrfach tief durch. Lassen Sie den Atem natürlich fließen. Spüren Sie, wie sich beim Einatmen die Bauchdecke hebt und beim Ausatmen wieder senkt. Denken Sie dann innerlich bei jedem Einatmen das kleine Wörtchen »ein« und bei jedem Ausatmen das kleine Wörtchen »aus«. Atmen Sie mehrfach tief durch ... und genießen Sie das, wie es im Moment ist ... einfach beim Einatmen »ein« denken und beim Ausatmen »aus« ... Jetzt versuchen Sie einmal, sich zu erinnern, worüber Sie sich heute schon gefreut haben. Das kann irgendeine Kleinigkeit sein, vielleicht die zufällige Beobachtung eines Vogels oder die Freude am Frühstück, ein bestimmter

▸ 6.1 Keep cool

Duft oder irgendetwas anderes ... Und wenn Sie daran denken, dann lassen Sie bei jedem Ausatmen das kleinstmögliche Lächeln auf Ihren Lippen entstehen. Setzen Sie dies einige Male fort und beenden Sie die Übung mit einem tiefen Atemzug, bei dem Sie sich räkeln und strecken, wieder die Augen öffnen und wieder mit Ihrer Aufmerksamkeit in der Gegenwart ankommen.

2. Distanzierungsübungen

Menschen, die ein Trauma erlebt haben, werden oft ungewollt von starken Emotionen, besonders von Angst überflutet, wenn sie an das Erlebte erinnert werden oder – z. B. in der Therapie – darüber sprechen sollen. In der Traumatherapie haben sich Übungen bewährt, die diesem ungewollten »Überflutetwerden« entgegenwirken. Davon stellen wir Ihnen hier einige vor. Durch die Distanzierungsübungen haben Sie ein Repertoire an Techniken zur Verfügung, das Sie in ganz unterschiedlichen Lebenssituationen anwenden können.

Die Bildschirm- oder Videotechnik:

Stellen Sie sich das Erlebte wie einen Film auf einem Bildschirm vor. Wenn Sie wollen, können Sie sich auch vorstellen, dass Sie eine Fernbedienung in der Hand haben, mit der Sie die Bilder auch einmal »anhalten« können. Sie können die Bilder vergrößern oder verkleinern, langsamer oder schneller laufen lassen. Sie haben die Kontrolle. Mithilfe der Fernbedienung können Sie diesen »Film« in der Weise betrachten, wie Sie es möchten. Sie können den Film steuern, z. B. auch den Ton ausschalten, die Farbe verändern, den Film im Schnelldurchlauf oder rückwärts abspielen.

Die Thermostat-Übung:

Stellen Sie sich dazu das Thermostat eines Heizkörpers vor. Sie können entscheiden, dass Sie das, was Sie erleben, nicht auf »höchster Temperaturstufe« erzählen. Sie können sich vorstellen, dass Sie das Thermostat in Gedanken herunterregulieren, z. B. indem Sie nicht auf »Stufe 5«, sondern vielleicht auf »Stufe 1« darüber reden. Wenn Sie merken, dass die Temperatur ungewollt wieder gestiegen ist, drehen Sie diese wieder bewusst herunter. Experimentieren Sie einmal etwas damit.

Die Tresor-Übung:
Diese Übung bietet sich an, wenn Sie über ein Erlebnis im Moment noch nicht sprechen wollen oder können oder wenn Sie im Moment nicht daran denken möchten. Stellen Sie sich einen Behälter Ihrer Wahl vor, z. B. einen Tresor. Stellen Sie sich dann vor, dass Sie dieses Erlebnis oder diese Erinnerung in einen Tresor oder in ein anderes Behältnis legen, das Sie in Ihrer Vorstellung ausgestalten. Stellen Sie sich vor, dass Sie diesen Behälter oder Tresor fest verschließen und den Schlüssel an einem Ort Ihrer Wahl aufbewahren, den nur Sie kennen. Sie wissen, dass Sie jederzeit Zugriff auf das Erlebte haben, aber nur, wenn Sie es wollen.

Dritte Person:
Wenn Sie über etwas sehr Belastendes nachdenken oder sprechen, versuchen Sie einmal, dies nicht in der Ichform zu tun, sondern in der dritten Person: Nicht »Ich ging am Abend durch den Park nach Hause ...«, sondern: »Anna ging am Abend durch den Park nach Hause ...«. Sobald Sie wieder in Ihren Gedanken oder Ihrer Erzählung in die »Ichform« geraten, spüren Sie vielleicht, dass das Erlebte sich belastender und intensiver anfühlt. Wechseln Sie dann wieder in die dritte Person, auch, wenn sich dies zunächst ungewohnt und fremd anfühlt.

Reporter-Technik:
Berichten Sie das Geschehen wie ein neutraler Beobachter oder wie in einem sachlichen Zeitungsbericht. Sobald Sie spüren, dass Sie zu emotional berichten, »zensieren« Sie den Bericht. Auch schon das Benennen mit Worten führt dabei zu einer Beruhigung des limbischen »Alarmsystems«. Sie können das Erlebte auch als schriftlichen Zeitungsartikel für sich verfassen. Durch das Aufschreiben wird die Distanzierung noch mehr unterstützt.

▶ 6.1 Keep cool

Glaswand:
Stellen Sie sich eine dicke Panzerglaswand zwischen sich und dem Geschehen vor, hinter der Sie es in Sicherheit beobachten können.

 Schutzschild, magischer Kreis:
Stellen Sie sich um Ihre Person ein Schutzschild oder einen Kreis aus einem beliebigen Material vor. Sie selbst können bestimmen, was Sie an sich »heranlassen« wollen oder nicht.

 Duftimpulse:
Atmen Sie tief den Duft von etwas ein, das Ihnen guttut und Sie beruhigt, beispielsweise frisch gemahlener Kaffee, ein Apfel, Ihr Lieblings-Duschgel oder was immer gerade verfügbar ist. Duftreize wirken unmittelbar auf die Erregungszentren im Gehirn. Der Geruchssinn ist ein archaischer Sinn, der bereits bei der Geburt voll ausgereift und unmittelbar mit der Amygdala verbunden ist. Der Geruchssinn ist eine Kraftquelle, die wir bewusst einsetzen können.

Vielleicht fallen Ihnen noch weitere Distanzierungstechniken ein, die Sie je nach Situation variieren und individuell ausgestalten können.

 3. Das ABC des Wohlbefindens:
Diese Übung erscheint einfach, kann aber sehr wirkungsvoll sein: Wählen Sie zufällig einen Buchstaben aus dem Alphabet aus, z. B. »M«. Überlegen Sie sich dann drei bis fünf Dinge, die mit »M« beginnen und für Sie persönlich mit Wohlbefinden oder positiven Erinnerungen verbunden sind, z. B. Mandeleis, Malediven, Mittagsschlaf, Musik .... Sie können auch einen kleinen Satz bilden: »Mit Cornelia plaudern«. Sie merken, dass es sehr schwer sein kann, drei bis fünf positive Begriffe zu finden. Genau das ist aber der Trick! Unser Gehirn kann nicht schwierige Suchprozesse ausführen und gleichzeitig ein hohes Angst-/Stressniveau aufrechterhalten. Sie werden merken: Spätestens nach dem dritten Buchstaben ist Ihr Stresssystem garantiert »heruntergefahren«, Ihre Amygdala »abgekühlt«.

Diese Übung eignet sich auch sehr gut zum Einschlafen, wenn sich das negative Gedankenkarussell ständig dreht. Einen ähnlichen Effekt kann man auch z. B. durch Rückwärtszählen in 3er-Schritten und ähnliche Übungen erreichen. Bei dem ABC des Wohlbefindens werden aber noch ganz nebenbei zusätzlich positive Netzwerke im Gehirn gestärkt.

4. Wahrnehmungsübungen:

Wenn das Gehirn im Angst-/Stressmodus ist, sind wir oft vollständig »abgeschaltet«, können die aktuelle Situation nicht umfassend wahrnehmen. Hier ist es hilfreich, mit einfachen Übungen die Wahrnehmung bewusst zu lenken, um aus diesem Zustand herauszukommen, z. B. indem Sie bewusst wahrnehmen, wie Ihre Füße fest auf dem Boden stehen oder wie Ihr Rücken die Stuhllehne berührt. Eine andere Möglichkeit ist es, in Ihrer Umgebung drei Dinge zu nennen, die rot sind, dann drei Dinge, die blau sind ... Etwas umfangreicher ist die »5-4-3-2-1-Übung«: Nennen Sie fünf Dinge, die Sie im Moment sehen, dann fünf, die Sie hören, dann fünf, die Sie spüren (z. B. den Boden unter den Füßen, den Pulli auf der Haut ...). Danach nennen Sie jeweils vier Dinge, dann drei, zwei und jeweils eins. Es kann dabei ruhig zu Wiederholungen kommen. Spätestens wenn Sie bei eins angelangt sind, sollte Ihr Gehirn wieder in einem einigermaßen »arbeitsfähigen« Zustand sein. Eine einfache Möglichkeit, sich zu reorientieren und sich zu stabilisieren, ist auch, einen Gegenstand, z. B. einen Kraftstein oder auch ein Maskottchen, bei sich zu haben und in bestimmten Situationen in die Hand zu nehmen und zu spüren.

5. Körperliche Aktivität:

Viele Menschen nutzen intuitiv körperliche Aktivität, um psychische Erregungszustände in den Griff zu bekommen. Ganz nebenbei ist dies auch ein wirksames »Antidepressivum«. Aktivitäten, die mit einer »Rechts-links-Stimulation« verbunden sind, scheinen dabei besonders wirksam zu sein, etwa Laufen oder Nordic Walking. Auf das Prinzip der »Bilateralen Stimulation« gehen wir später noch ein. Zwar ist Bewegung in der

▸ 6.1 Keep cool

freien Natur mit der bewussten Wahrnehmung der Umgebung besonders wirksam, den Zweck können aber auch andere Formen der körperlichen Aktivität erfüllen, etwa bewusstes Staubsaugen, Bügeln oder Fenster putzen. Was können Menschen tun, die krankheitsbedingt nicht in der Lage sind, sich sportlich oder körperlich zu betätigen? Die Hirnforschung hat gezeigt, dass, wenn wir uns eine Bewegung intensiv vorstellen, im Gehirn dieselben Zentren aktiviert werden wie bei der realen Bewegung. Wenn Sie also beispielsweise gern Golf gespielt haben, stellen Sie sich einen Golfschwung an Ihrem Lieblingsabschlag vor, wenn Sie als Kind gern Schlittschuh gelaufen sind, stellen Sie sich vor, wie Sie auf einem See über das Eis gleiten mit allen körperlichen Empfindungen und Sinneseindrücken. Auch Ihre Lieblings-Wanderung in den Bergen oder am Strand oder ein Tennis- oder Fußballspiel im Fernsehen, wenn Sie diesen Sport lieben, kann diesen Zweck erfüllen.

6. Entspannungsübungen und Körperübungen:

Hilfreich sind auch jede Art von Entspannungsübungen, z. B. Progressive Muskelentspannung nach Jacobson, Atemübungen, Feldenkrais, Yoga, Qigong und ähnliche körperbezogene Übungen.

Ganz einfache, aber sehr wirkungsvolle Übungen, um in akuten Stresssituationen eine unmittelbare Entspannung zu bewirken kennen wir aus dem »Zapchen«. Zapchen wurde von Julie Henderson aus westlichen Therapieansätzen und tibetisch-buddhistischen Traditionen entwickelt. Dabei hat sie in den Grundübungen bewusst an das angeknüpft, was wir alle schon als Kinder gemacht haben:
- ➔ schnauben wie ein Pferd,
- ➔ laut seufzen,
- ➔ geräuschvoll und ausgiebig gähnen,
- ➔ im Stehen wippen und sich schütteln,
- ➔ »komisch« sprechen,
- ➔ in den Körper summen.

Man geht davon aus, dass diese so simpel erscheinenden Übungen ganz gezielte Wirkungen im Gehirn und im Körper entfalten, nicht nur auf das Stresssystem, sondern auch auf den Stoffwechsel und das Immunsystem wirken und insgesamt vitalisierend sind.

Auch die folgende Atemübung hat sich zur Selbstberuhigung und Stressregulierung sehr bewährt: Atmen Sie ganz tief ein und möglichst langsam und bedächtig wieder aus. Zählen Sie beim Einatmen zum Beispiel bis zwei, dann beim Ausatmen weiter bis drei, vier oder fünf. Finden Sie das für Sie optimale Verhältnis zwischen Ein- und Ausatmen dabei heraus. Beobachten Sie Ihren eigenen Atemrhythmus und pendeln Sie ihn so ein, dass er möglichst angenehm für Sie ist und Ihnen persönlich entspricht. Wenden Sie die Atemübung in regelmäßigen Abständen an. Sie werden spüren, dass zunehmend schneller eine beruhigende Wirkung eintritt.

Hinweis: Im Erregungszustand atmen wir eher schnell und flach. Indem wir uns darauf konzentrieren, unseren Atem »herunterzufahren«, können wir z. B. auch die Pulsfrequenz verlangsamen. Dieses Prinzip können Sie sich zunutze machen, um sich zu regulieren – durch tägliches Üben und durch bewusst langsames Ausatmen und dann wieder tiefes Einatmen. Sie können diese Atemübung auch mit hilfreichen Vorstellungsbildern zusätzlich anreichern, indem Sie beispielsweise an eine angenehme Situation oder Landschaft dabei denken. Sie können sich aber auch einen formelhaften, beruhigenden Satz dazu denken, beispielsweise: »Ich bin vollkommen ruhig und präsent« oder »Alles ist gut« oder »Mein Körper entspannt sich«.

7. »Klopfen« zur Selbstberuhigung:
Aus der Traumatherapie kennen wir verschiedene Techniken, die ein Klopfen oder andere taktile Reize beinhalten. Für die systematische Anwendung zur Traumabearbeitung sind auf jeden Fall eine psychotherapeutische Grundausbildung und eine umfassende Fortbildung erforderlich. Wir haben jedoch die

Erfahrung gemacht, dass einige dieser Techniken auch gut zur Selbstberuhigung, zur Ressourcenstärkung und Ressourcenverankerung nutzbar sind.

Aus dem Bereich der Energetischen Psychotherapie gibt es verschiedene strukturierte Behandlungsprogramme, die Heilungsprozesse anregen und unterstützen sollen. Gemeinsam ist diesen Programmen, dass nacheinander verschiedene Medianpunkte berührt werden, entweder durch Klopfen oder Reiben. Verbunden wird dies jeweils mit stärkenden Aussagen wie: »Ich liebe und anerkenne mich mit allem, was ist.« Hier eine verkürzte Form, die sich auch zur Selbstberuhigung eignet:

Man klopft jeweils einige Male (ca. 6-8-mal) mit den Fingerspitzen nacheinander auf folgende Punkte: 1. die Mitte der Stirn zwischen den Augenbrauen, 2. beidseitig neben den Augenbrauen an den Schläfen, 3. beidseitig am Jochbein unter den Augen, 4. zwischen Nase und Oberlippe, 5. zwischen Unterlippe und Kinn. 6. jetzt klopfen Sie mit Ihrer rechten Hand auf den Handrücken der linken Hand, etwa zwischen kleinem Finger und Ringfinger. Dabei sollten Sie ein einfaches Lied singen oder summen, z. B. Happy Birthday. Durch das Singen oder Summen werden andere Regionen im Gehirn zusätzlich aktiviert. Zum Schluss legen Sie die rechte Hand auf Ihre Brust, etwa dahin, wo ihr Herz ist. Sie können die Hand entweder dort einige Momente ruhig auflegen, oder Sie machen mit der Hand leichte Bewegungen im Uhrzeigersinn. Zum Abschluss atmen Sie noch einmal tief ein und aus und spüren die Erleichterung.

In der Traumabearbeitung mit EMDR (Eye Movement Desensitization and Reprocessing) wird die sogenannte »Bilaterale Stimulation« angewandt, ursprünglich in Form von horizontalen Augenbewegungen. Dadurch sollen abwechselnd Impulse für die rechte und linke Hirnhälfte gegeben werden. Auch im Traumschlaf, dem sogenannten REM-Schlaf (Rapid Eye Movement), machen wir regelmäßig schnelle horizontale Augenbewegungen. Man nimmt an, dass die Bilaterale Stimulation zu einer Integration rechtshemisphärischer (eher emotionaler) und linkshemisphärischer (eher kognitiver) Prozesse führt. Dadurch sollen belastende oder traumatische Erfahrungen besser »verdaut« und integriert werden. Auch im Traumschlaf werden Erlebnisse des Tages verarbeitet und »verdaut«. Die Bearbeitung belastender Erfahrungen mithilfe der Bilateralen Stimulation ist aber ausdrücklich nur von ausgebildeten PsychotherapeutInnen anzuwenden.

Die Bilaterale Stimulation kann aber auch in anderer Form durch »Tapping«/Klopfen erfolgen. Dies hat in bestimmten Situationen einen beruhigenden Effekt. Dabei klopft oder berührt man abwechselnd rechts und links mit den Händen die Oberschenkel oder die Knie einige Male, in einem angenehmen, eher langsamen Rhythmus. Man kann auch die Arme vor der Brust kreuzen und wechselseitig die Oberarme oder Schultern berühren/klopfen.

Auch zur Ressourcenstärkung und -verankerung kann das von großem Nutzen sein und wird dabei als unterstützend und wohltuend erlebt. Ressourcennetzwerke können so besser gebahnt und unterstützt werden. Bei den nachfolgenden Imaginationsübungen können Sie die Bilaterale Stimulation zur Vertiefung der durch die Übung wachgerufenen positiven Empfindungen nutzen.

Ganz wichtig bei der Anwendung der Bilateralen Stimulation: Das Tappen sollte nur so lange erfolgen, wie es angenehm ist. Sobald unangenehme Gedanken, Gefühle etc. auftauchen: sofort unterbrechen!!

Vielleicht klingt irritierend, dass die Bilaterale Stimulation einerseits zur Traumabearbeitung und andererseits zur Ressourcenstärkung hilfreich sein soll. Man kann sich ganz einfach vorstellen, diejenigen Erfahrungen und Zustände, die jeweils aktiviert sind, werden mithilfe der Bilateralen Stimulation erweitert. Zur Ressourcenstärkung benötigt man nicht zwingend therapeutische Unterstützung, zur Traumabearbeitung aber unbedingt. Die Bilaterale Stimulation praktizieren wir ja auch, wenn wir zum Beispiel laufen, joggen oder trommeln. Vielleicht beruhen

▸ 6.1 Keep cool

die positiven psychischen Effekte, etwa das Gefühl, den »Kopf freizubekommen«, auf neue Ideen zu kommen usw., ja auch teilweise auf der damit verbundenen Bilateralen Stimulation.

8. Imaginationsübungen:
Diese Übungen sind im Hochstress-Zustand nicht leicht durchzuführen. Es empfiehlt sich deshalb, das Stresssystem mit einer der vorgenannten Methoden zunächst »herunterzufahren«. Entspannen Sie sich bei diesen Übungen zunächst in der Ihnen angenehmen Art, z. B. durch die Übung »Atmen und Lächeln«, und beginnen Sie dann mit der jeweiligen Imaginationsübung:

Die Lichtstromübung:
Stellen Sie sich ein Licht in einer für Sie angenehmen Farbe vor, vielleicht auch in einer Farbe, die für Sie mit Heilung verbunden ist. Atmen Sie dabei mehrfach tief ein und aus und genießen Sie diese Farbe. Stellen Sie sich dann vor, dass ein Licht in dieser angenehmen Farbe durch Ihren Kopf in Ihren Körper strömt. Manchmal ändert sich die Farbe auch, oder es werden mehrere Farben. Stellen Sie sich dann vor, dass das Licht in dieser wohltuenden Farbe Ihren ganzen Körper angenehm durchströmt, vom Kopf durch den Oberkörper, die Schultern, Arme und Hände, die Wirbelsäule hinab in den Bauch und das Becken bis in die Beine und Füße. Das Licht durchströmt Ihren ganzen Körper. Sie können es auch bewusst zu bestimmten Stellen Ihres Körpers schicken, an denen Sie es besonders gebrauchen können. Je mehr Sie von diesem angenehmen, mit Heilung verbundenen Licht verbrauchen, umso mehr ist für Sie da. Genießen Sie dieses Gefühl, solange Sie möchten, und kommen Sie dann mit Ihrer Aufmerksamkeit wieder in dem Ihnen angenehmen Rhythmus in die Gegenwart zurück, indem Sie die Augen öffnen, sich recken und strecken, die Hände zur Faust ballen und tief durchatmen.

Wohlfühlort:
Lassen Sie vor Ihrem inneren Auge ein Bild entstehen von einem Ort, an dem Sie sich vollkommen wohl und entspannt fühlen ... Das kann

ein realer Ort sein, den Sie kennen, vielleicht aus dem Urlaub oder bei Ihnen zu Hause, aber es kann auch ein Ort in Ihrer Fantasie sein ... lassen Sie ein inneres Bild entstehen, in dem alles nur angenehm ist ... spüren Sie mit allen Sinnen, was Sie brauchen, um sich vollkommen wohlzufühlen. Achten Sie einmal bewusst darauf, welche Sinneserfahrungen Ihnen dabei wichtig sind, vielleicht sind es bestimmte angenehme Farben oder wohltuende Düfte, vielleicht ein bestimmter Geschmack, bestimmte Geräusche ... oder Klänge ... vielleicht ist es auch eine bestimmte Jahreszeit, Tageszeit oder Temperatur, die Ihnen besonders angenehm ist ... spüren Sie, was Sie brauchen, um sich richtig gut zu fühlen ... Sie können sich alles so ausmalen, wie es für Sie angenehm ist ... genießen Sie diesen Zustand von Wohlbefinden und spüren Sie, wie sich dieses Wohlgefühl in Ihrem Körper ausbreitet ... genießen Sie diesen Zustand vollkommenen Wohlbefindens ... wenn Sie möchten, lächeln Sie dabei ... spüren Sie, in welchen Bereichen Ihres Körpers es sich besonders gut anfühlt ... Wenn Sie möchten, geben Sie diesem Zustand des Wohlbefindens einen Namen oder ein Motto ... Stellen Sie sich jetzt darauf ein, ganz allmählich wieder mit Ihrer Aufmerksamkeit zurück in die gegenwärtige Situation zu kommen, nehmen Sie die Entspannung zurück, indem Sie sich räkeln und strecken, und dann öffnen Sie wieder Ihre Augen und sind wieder ganz da.

Denken Sie daran, dass Sie diesen Wohlfühlort in Ihrer Vorstellung jederzeit wieder aufsuchen und ihn auch je nach Bedarf weiter ausgestalten können. Sie können sich auch für unterschiedliche Zwecke unterschiedliche Wohlfühlorte zulegen.

Insgesamt kommt es bei Techniken zur unmittelbaren Stressregulation darauf an, dass sie so einfach wie möglich sind. Im Hochstress sind umfassendere Imaginations- oder Ressourcenübungen, wie sie in Kapitel 6.2 vorgestellt werden, oft nicht zugänglich. Wichtig ist auch, dass uns diese Techniken im Notfall auch einfallen. Dazu müssen sie oft geübt werden, und wir müssen herausfinden, welche für uns ganz persönlich hilfreich sind. Es ist nicht alles für jeden und jede gleich hilfreich.

Vielleicht ist es für Sie auch reizvoll, die Techniken und Übungen kreativ zu verändern oder die Liste lediglich als Anregung zu benutzen, um eigene Wege zu entwickeln und auszuprobieren. In unterschiedlichen Situationen sind meist auch unterschiedliche Techniken und Übungen hilfreich, dazu benötigen wir vielfältige Erfahrungen damit. Es empfiehlt sich jedoch, einige wenige persönlich passende »Standard-Techniken« zu entwickeln und diese zu Ihren eigenen Kraftquellen auszubauen.

Zum Schluss: Zwei Fragen zur Selbstreflexion:
➜ Welche der vorgeschlagenen Übungen spricht mich am meisten an?
➜ Welche Übungen möchte ich in meinen Alltag integrieren?

Aufhebung

Sein Unglück ausatmen können
tief ausatmen sodass man wieder
einatmen kann
Und vielleicht auch sein Unglück
sagen können in Worten
in wirklichen Worten
die zusammenhängen
und Sinn haben
und die man selbst noch
verstehen kann
und die vielleicht sogar
irgendwer sonst versteht
oder verstehen könnte
Und weinen können
Das wäre schon fast wieder Glück
Erich Fried

6.2 Ressourcen aktivieren

> *Das ist die Berliner Luft, Luft, Luft,*
> *so mit ihrem holden Duft, Duft, Duft,*
> *wo nur selten was verpufft, pufft, pufft....*
> Paul Lincke

Zu Beginn zwei Fragen zur Selbstreflexion:
→ Welche Ressourcen nutze ich regelmäßig zum Auftanken?
→ In welchem Bereich könnte ich noch mehr Ressourcen aktivieren?

Beschäftigen Sie sich mit dem, was in Ihrem Leben wertvoll, wohltuend und stärkend war und ist.

Wenn Sie Ihre individuellen Ressourcen auf verschiedenen Ebenen aufspüren, können Sie damit gleichzeitig hilfreiche Ich-Zustände (ego states) aktivieren. Damit stärken Sie Ihre

→ Resilienz (psychische Widerstandskraft),
→ Ihr Kohärenzgefühl (das Gefühl, das eigene Leben zu verstehen, es handhaben zu können und es sinnvoll zu finden) und
→ Ihre Fähigkeit zur Affektregulation (Ängste und Gefühle situationsangemessen regulieren können).

Kraftquellen können individuell sehr unterschiedlich sein und sich auf verschiedene Lebensbereiche beziehen, zum Beispiel auf biografische, soziale, kulturelle, materielle, spirituelle Ressourcen.

In unserer psychotherapeutischen Arbeit hat sich die BERLIN Ressourcen-Checkliste sehr bewährt. Durch die verschiedenen Buchstaben B E R L I N werden unterschiedliche Ressourcenbereiche angesprochen, zu denen man die eigenen Ressourcen zuordnen kann. In Krisenzeiten fällt es oft schwer, Zugang zu den eigenen Kraftquellen zu finden, bzw. sie fallen einem dann auch oftmals nicht ein.

Dann ist es hilfreich, ein Wort wie »Berlin« zu haben und sich an den verschiedenen Buchstaben/Ressourcenbereichen zu orientieren. Allein das Wort Berlin kann im Laufe der Zeit schon zu einer Ressource werden. Zur Anregung haben wir Ihnen einige Beispiele zu möglichen Ressourcenerfahrungen aufgelistet. Wichtig ist es, sich eine eigene BERLIN Ressourcen-Checkliste zuzulegen und diese fortlaufend zu ergänzen. Sie merken dabei, wie unterschiedlich die Ebenen der Ressourcenbereiche sein können.

BERLIN Ressourcen-Checkliste

Body: Gutes essen, Bewegung, Sauna, Sport, Yoga, Tischtennis, Tango, Tauchen, Fahrrad fahren, genussvolles Kochen, Joggen, schöne Kleidung, Badewanne, Schwimmen, Körperpflege ...

Emotionen: Zärtlichkeit, Lieblingsmusik, Urlaubserinnerungen, Achtsamkeit, Kerzenschein, Zufriedenheit, Stolz, Lebensfreude, Zuwendung, Austausch, Tagebuch schreiben, Humor, Singen, Lieblingsparfum ...

Ressourcen: soziale Beziehungen, finanzielle Sicherheit, Selbstvertrauen, Sinnerleben, Vereinsleben, Chor, Reisen, Stille, Rituale, Kommunikation, Theaterbesuch ...

Liebe: Spiritualität, Partnerschaft, Glaube, Freundschaften, Haustiere, Sexualität, Solidarität, Nächstenliebe ...

Imaginationen: Wohlfühlort, Innere Helfer, Lichtstromübung, Die Bäume meines Lebens, Träume, Kinobesuch ...

Natur: Blumen pflücken, Wandern, Wolken gucken, barfuß am Meer durch den Sand laufen, Vogelgezwitscher, Bäume betrachten, Steine sammeln, Wind auf der Haut spüren, Jahreszeiten genießen ...

Eine gute Möglichkeit, die Kraft von Ressourcenerfahrungen zu spüren, besteht auch darin, diese in Form von Imaginationen (lat.: imago »Bild«), also inneren Bildern, in Ihrer Vorstellung wachzurufen. Dazu können Sie zur Vertiefung die Imaginationsübungen auch mit einfachen Entspannungsübungen kombinieren. Die Beschäftigung mit inneren Bildern, die angenehme Erfahrungen wachrufen, wirkt allgemein stärkend, das tut einfach gut. Oft haben solche Imaginationsübungen eine unmittelbar heilsame und entspannende Wirkung. Dadurch wird das »Stresssystem heruntergefahren«, und stärkende Ego-States (Ich-Zustände) werden aktiviert.

Forschungen zeigen, dass Situationen, die man sich vorstellt, dieselben Zentren im Gehirn aktivieren und ähnliche körperliche Reaktionen hervorrufen, als wenn man sie real erlebt. Um dies zu verdeutlichen, können Sie folgendes kleines *Gedankenexperiment* machen: Stellen Sie sich eine schöne, gelbe Zitrone vor. Dann schneiden Sie die Zitrone durch, riechen und lecken Sie einmal daran. Spüren Sie, wie sich das Wasser in Ihrem Mund zusammenzieht und der Speichelfluss zunimmt, obwohl Sie sich die Zitrone nur vorgestellt haben? Diesen Effekt der Vorstellungskraft kann man sich selbstverständlich zunutze machen. Durch die bewusste Lenkung der Gedanken können Sie Einfluss auf körperliche und psychische Reaktionen nehmen.

So können auch neue, korrigierende Erfahrungen angeregt werden. Nicht alle Menschen können auf erfüllende und glückliche Zeiten zurückblicken. In solchen Fällen ist es gut, sich bewusst zu machen, dass wir die Kraft von Imaginationen auch nutzen können, um uns auszumalen, was wir uns gewünscht hätten. Der nächste Schritt könnte dann sein, in der eigenen Vorstellung Erfahrungsräume entstehen zu lassen, in denen diese zu kurz gekommenen Erfahrungen ausgestaltet und nacherlebt werden können.

Es ist eine wichtige Erfahrung, sich einzugestehen und anzuerkennen, dass etwas im Leben gefehlt hat, oder anzuerkennen, dass etwas zu viel war. Diese validierende, anerkennende

▸ 6.2 Ressourcen aktivieren

Selbstwahrnehmung öffnet dann die Sinne für neue Möglichkeiten. Wenn ich denke: Ich bin untröstlich, dann ist es sehr schwer, aus dieser Haltung heraus Trost zu finden. Wenn ich jedoch anerkenne: Mir ist etwas zugestoßen, das zu viel war oder das mich überfordert hat, weil mir etwas gefehlt hat, dann kann ich lernen, meine Wahrnehmung in hilfreiche Fragehaltungen zu lenken, z. B.: Was brauche ich stattdessen? Was kann ich dafür tun? Wen kann ich um Hilfe bitten? Wie schaffen es andere Menschen, damit fertig zu werden? Worauf macht mich diese Erfahrung aufmerksam? Was ist im Augenblick wirklich da? Wie kann ich spüren lernen, was wirklich wichtig ist in meinem Leben? Was brauche ich, um das Gefühl zu haben, im Gleichgewicht zu sein?

Die imaginative Beschäftigung mit Ressourcen kann sich auf ganz unterschiedliche Bereiche beziehen. Fantasiereisen, die sich mit der Natur beschäftigen, wirken häufig besonders entspannend und helfen, wieder in ein inneres Gleichgewicht zu kommen. Wir haben hier exemplarisch das Baummotiv gewählt. Besonders die Beschäftigung mit Bäumen ist sehr gut geeignet zum Auftanken, zum Kraft schöpfen. Bäume können sehr anschaulich ein Gefühl für Entwicklungsphasen vermitteln. Sie weisen insbesondere auch auf längere Zeitspannen hin als ein einzelnes menschliches Leben. Besonders bei akuter Belastung ist es empfehlenswert, sich bewusst mit Bäumen zu beschäftigen, die alles haben, was sie zum Gedeihen und zur Entfaltung brauchen. Es gibt sehr verschiedene Imaginationsanleitungen zu dem Motiv des Baumes, z. B. in der Traumatherapie, zur Krisen- und Trauerbewältigung, zur Ressourcen- und Ich-Stärkung.

Wir zeigen Ihnen hier eine neue Variante für die imaginative Beschäftigung mit dem Motiv des Baumes. Es geht darum, die eigene Lebensgeschichte einmal unter dem Blickwinkel von angenehmen »Baumerfahrungen« zu betrachten. Diese Übung hat den Namen »Die Bäume meines Lebens«.

Imaginationsanleitung: Die Bäume meines Lebens

Nehmen Sie sich für diese Übung mindestens 20 bis 30 Minuten Zeit. Beginnen Sie mit einer kleinen Entspannungsphase, etwa in folgender Weise:

»Machen Sie es sich jetzt so bequem wie möglich und genießen Sie es, jetzt ein wenig Zeit zum Auftanken zu haben. Zu Beginn der Übung können Sie einmal bewusst Ihre Aufmerksamkeit auf Ihren Atem lenken: Lassen Sie Ihren Atem ganz natürlich ein- und ausströmen und spüren Sie, wie bei jedem Ausatmen immer mehr Spannung von Ihnen abfällt, und Sie erleben, wie sich mit jedem Einatmen die Entspannung immer mehr ausbreitet. Lassen Sie dabei Ihren Atem ganz einfach ein- und wieder ausströmen ... spüren Sie, wie angenehm es ist, Zeit zum Innehalten und Auftanken zu haben ... genießen Sie das ... Am besten ist es, Sie schließen dabei Ihre Augen, dann sind Sie ganz bei sich und können leichter innere Bilder entstehen lassen.

Im nächsten Schritt beschäftigen Sie sich einmal mit den Bäumen Ihres Lebens. Beginnen Sie damit in der Gegenwart, indem Sie sich einmal bewusst machen, wie alt Sie jetzt sind. Je nach Lebensalter kommt da eine gewisse Anzahl von Lebensjahrzehnten zusammen ... Im nächsten Schritt stellen Sie sich dann Ihr Leben in Zehn-Jahres-Abschnitten vor ... spüren Sie, welche angenehmen Baum-Erfahrungen zu welchem Jahrzehnt da bei Ihnen auftauchen. Vielleicht beginnen Sie systematisch mit Ihren ersten zehn Lebensjahren, oder Sie lassen ganz spontan eine oder mehrere angenehme Erinnerungen mit einem Baum oder mit mehreren Bäumen auftauchen. Achten Sie dabei auf möglichst viele Details, etwa die Jahreszeit oder die Tageszeit, in welcher Umgebung steht der Baum oder stehen die Bäume. Scannen Sie Ihr Leben nach Bäumen durch.

Je nachdem, wie viel Zeit Sie haben, können Sie sich jetzt mit einer oder mit zwei besonderen Baum-Erinnerungen etwas näher beschäftigen, oder falls Sie genug Zeit haben, dann vergegenwärtigen Sie sich Ihr ganzes Baum-Erfahrungs-Spektrum, das Ihnen im Moment einfällt – Jahrzehnt für Jahrzehnt. Konzentrieren Sie sich dabei darauf,

▸ 6.2 Ressourcen aktivieren

dass nur »gute« Erinnerungen auftauchen. Falls eine eher schwierige Erinnerung im Zusammenhang mit Bäumen auftaucht, dann lassen Sie diese einfach in Gedanken vorüberziehen wie eine Wolke, die weiterzieht, oder wie eine Landschaft, die an Ihnen vorbeizieht, wenn Sie im Auto oder im Zug sitzen.

Spüren Sie einmal bewusst, welche Bäume in Ihrer Erinnerung mit welchen Erfahrungen verbunden sind. Nehmen Sie wahr, was Ihnen dabei wichtig ist … vielleicht erinnern Sie bestimmte Sinneserfahrungen, z. B. bestimmte Farben, vielleicht frühlingshaftes Maigrün oder warme Herbsttöne, nehmen Sie sich die Zeit, solche Nuancen aufzuspüren … oder Sie hören Vogelgezwitscher oder Sie erinnern einen bestimmten Duft … nehmen Sie die gute Energie, die damit verbunden ist, tief in sich auf … Vielleicht sind es auch Erinnerungen an bestimmte Begegnungen im Zusammenhang mit den Bäumen. Kosten Sie diese Erinnerungen aus … genießen Sie es, jetzt Zeit zu haben, sich damit zu beschäftigen, Sie genießen es, mit allen Sinnen auftanken zu können …

Vielleicht vermittelt ein bestimmter Baum auch eine Botschaft. Falls ja, erlauben Sie sich, diese aufzunehmen und hinzuspüren, was für Sie daran wichtig ist. … Wenn Bilder auftauchen, dann versuchen Sie, diese mit möglichst vielen Details wahrzunehmen. Vielleicht stellen Sie sich auch die eine oder andere Frage dazu, z. B.:

➜ Welche Botschaft vermittelt mir dieser Baum?
➜ Wozu ermutigen mich meine Baum-Erinnerungen?
➜ Was kann ich von diesem Baum oder allgemein von Bäumen lernen?
➜ Welche Gefühle löst der Baum und die damit verbundene Erinnerung in mir aus?

Genießen Sie diese Erfahrungen, und wenn Sie möchten, verankern Sie diese mit bilateraler Stimulation durch Tapping (abwechselnde Rechts-links-Berührung/Klopfen auf die Oberschenkel oder Oberarme mit den Händen). Wenn Sie wollen, können Sie sich auch für diese Erfahrungen bei Ihrem Baum oder Ihren Bäumen bedanken.

Wenn Sie das Gefühl haben, für heute genug von den Bäumen Ihres Lebens erfahren zu haben, dann beenden Sie die Übung, nehmen Sie die Entspannung zurück, kommen Sie mit Ihrer Aufmerksamkeit wieder zurück in den Raum, räkeln und strecken Sie sich, öffnen Sie Ihre Augen, und dann sind Sie wieder ganz da.

Anregung: Aktivieren Sie diese angenehmen Baum-Erfahrungen im Alltag, und vielleicht erinnern Sie dann auch noch andere kostbare »Baum-Begegnungen« oder finden vielleicht auch neue Bäume, die wichtig für Sie werden können. Berühren Sie einmal die Rinde eines Baumes, oder stellen Sie sich einmal ein paar Minuten unter einen Baum oder setzen Sie sich auf eine Bank in der Nähe eines Baumes und lauschen dem Wind, betrachten Vögel oder Käfer oder ganz einfach den Himmel über allem. Sie können auch eigene Rituale im Umgang mit Bäumen entwickeln und es können sich dadurch neue Horizonte eröffnen.

Ich bin ein Baum
und atme mein flüsterndes Laub
vom Himmel kommt ein Engel
und küsst meine Wurzel.
Rose Ausländer

Erfahrungsbeispiel »Magnolienblüte«:
Auf dem Weg zu meiner Praxis steht ein wunderschöner Magnolienbaum. Besonders im Frühjahr achte ich im Vorübergehen sehr gerne auf die Pracht der imposanten zartrosa gefärbten Blüten. Es war jedoch mitten im August und es regnete in Strömen. Bei diesem trüben Regenwetter gingen mir noch einige Gespräche mit schwerkranken PatientInnen durch den Kopf. Dabei wurde mir auf dem Heimweg bewusst, dass ich meinen PatientInnen mit dem Motto: »Immer ist ›Jetzt‹, die beste Stunde« manchmal wirklich viel abverlange und selbst ich in einer banalen Alltagssituation bei diesem Schietwetter, dieser Metapher nur schwer Glauben

schenken konnte. Da hatte ich den Impuls: »Jetzt schau dich doch mal wirklich um, was jetzt da ist.« Ich traute meinen Augen kaum, denn da strahlte mich mitten im Spätsommer eine wunderschöne Magnolienblüte an. Ich habe keine Ahnung, ob das bei Magnolienbäumen öfter vorkommt, aber ich glaube es nicht. Ich verspürte ein plötzliches Glücksgefühl und war dankbar für diese »Begegnung mit der Magnolienblüte«. Ich war daraufhin trotz des Regens besser gestimmt und konnte den inneren und äußeren Blick auf die Welt wieder weiten.

→ **Erfahrungsbeispiel »Kühe hüten mit dem Vater«:**
Dora, eine 28-jährige Krankenschwester, erinnert sich bei der Übung »Die Bäume meines Lebens« an eine Gruppe von Birken. Als Kind war sie abends immer mit ihrem Vater zu diesen Birken gegangen. Dort standen die Kühe auf einer Weide und wurden von dort aus nach Hause zum Melken getrieben. Diese Erinnerung an das allabendliche Ritual vermittelt ihr Geborgenheit, Leichtigkeit und Energie. Ihr wird bewusst, dass sie in der Gegenwart ähnliche Erfahrungen genießt, wenn Sie abends mit dem Hund »Gassi« geht.

→ **Erfahrungsbeispiel »Vater schnitzt mir eine Flöte«:**
Paul, ein 68-jähriger pensionierter Bankdirektor, erinnert Spaziergänge im Wald, die er als kleiner Junge oft mit dem Vater am Wochenende unternommen hat. Dabei taucht die Erinnerung auf, dass sein Vater ihm während einer dieser Spaziergänge eine Flöte aus einem Ast geschnitzt hat. Diese Erinnerung rührt ihn tief an und löst Freude und Zufriedenheit aus. Er hatte sich zuvor jahrelang nicht mehr mit eigenen kindlichen Erfahrungen im Zusammenhang mit seinem Vater beschäftigt. Diese Erinnerungsbilder nutzte er fortan, um sich zu trösten und andere Facetten zu erinnern, denn sein Vater war inzwischen gestorben und er hatte bislang meistens »nur« Erinnerungen an seinen sehr strengen und leistungsorientierten Vater.

Exkurs: Im Bereich der Psychotherapie und vor allem auch der Psychoonkologie wird das Wissen über die heilende Wirkung von Imaginationsverfahren zunehmend mehr genutzt und auch erforscht. Die Ärztin und Psychotherapeutin Hannelore Eibach gehört zu denjenigen, die dieses Wissen vor allem in der Arbeit mit schwer kranken Menschen bereits seit Jahrzehnten anwendet und vermittelt. Sie vertraut auf die Bedeutung von tragenden Bildern des Lebens und der Natur. Sie ermutigt, darauf zu achten, wie Bäume schwere Verletzungen und Beschädigungen »überwachsen«, sich trotzdem weiterentwickeln. Die Natur schenkt uns Bilder und Symbole, die in der Auseinandersetzung mit Verlusten eine hilfreiche Orientierung sein können und Trost und Hoffnung vermitteln. Dieses Potenzial sollte besonders in Krisenzeiten bewusst genutzt werden.

Pendeln zwischen unterschiedlichen Erfahrungsbildern
Wenn Sie im Alltag von belastenden »Bildern« umgeben sind (z. B. wenn Sie schwer kranke Angehörige pflegen, wenn Sie im Beruf mit traumatisierten Menschen arbeiten), empfiehlt sich ein bewusstes Pendeln zwischen diesen belastenden Bildern und beruhigenden und stärkenden Bildern, entweder mithilfe von Imaginationsübungen oder auch mit ganz realen Bildwelten. Das kann z. B. auf das Motiv des Baumes bezogen Folgendes bedeuten:

Baumstämme in der Natur anschauen und Blätter oder Baumrinden berühren, in Gewächshäuser gehen, den Duft von Blüten oder Baumfrüchten bewusst aufnehmen. Das kann auch zu Hause geschehen, indem Sie einmal bewusst einen Apfel oder eine Birne in die Hand nehmen und daran schnuppern. Oder Sie machen einen Beobachtungsspaziergang und schauen oder fotografieren einmal gezielt, wie Bäume mit realen Verletzungen umgehen: Beobachten Sie deren Kraft, die Verletzungen zu »überwachsen«. Wie sehen solche Narben aus, wie entwickelt sich ein solcher Baum weiter, von was ist er umgeben? Vielleicht finden Sie sogar Bäume, die Sie über Jahre

▸ 6.2 Ressourcen aktivieren

und Jahreszeiten beobachten können. Oder Sie stellen sich einmal unter einen Baum und betrachten dessen Krone und den Himmel. Seien Sie mutig und greifen Sie ruhig auch einmal zu, spüren Sie, wie sich verschiedene Bäume auch unterschiedlich anfühlen.

Erfahrungsbeispiel »unerfüllter Kinderwunsch«:

Sonja und Markus sind seit mehr als 15 Jahren verheiratet. Bisher hat sich ihr Wunsch, ein Kind zu bekommen, nicht erfüllt. In den ersten Ehejahren wollte Markus noch keine Kinder. Alle anderen »Lebensträume« haben sie gemeinsam im Laufe der Jahre verwirklicht: netter Freundeskreis, Erfolg im Beruf, gemütliches Zuhause mit Garten und angenehmer Nachbarschaft, Urlaubsreisen etc. – mit Ausnahme des Kindes. Vor Sonjas vierzigstem Geburtstag bekommt sie langsam »Torschlusspanik«. Daraufhin holen sich beide ärztlichen Rat. Dabei stellt sich heraus, dass Markus zeugungsunfähig ist. Daraufhin bricht für Sonja »eine Welt zusammen«. Sie gerät in eine existenzielle Lebenskrise. Ihre Familie und ihr Freundeskreis versuchen sie damit zu trösten, dass ihr Leben doch auch ohne eigene Kinder sehr reich und vielfältig ist. Das hilft ihr aber nicht wirklich. Sie muss zur stationären Behandlung in eine psychosomatische Klinik. Dort lernt sie Schritt für Schritt ihr Leben wieder neu zu ordnen. Ein wichtiger Schritt dabei ist, den Verlust zu akzeptieren und zu betrauern. Geholfen hat ihr dabei das folgende Bild: Ein »tragender Ast ihres Lebensbaumes« ist nicht mehr da – »der Ast ist wirklich ab«. Dieser Ast verwandelt sich in spiritueller Sicht wieder in Erde und geht so in etwas »Größerem« auf. Diese Vorstellungen waren teilweise sehr schmerzlich, mit intensiven Gefühlen von Trauer und Enttäuschung begleitet. Doch die Vorstellung, den Verlust tatsächlich, bildhaft anzunehmen, ermöglichte ihr und auch ihrem Mann einen heilsamen Abschied. Daraus entwickelten sich Dankbarkeit und ein neues Gefühl für die Liebe zueinander.

Wasser ist ebenfalls sehr gut geeignet, um tiefe Ressourcenkräfte mithilfe von Imaginationen spürbar werden zu lassen. Außerdem kann durch reale Erfahrungen im Kontakt mit Wasser unmittelbar etwas für das eigene körperliche und seelische Wohlbefinden getan werden.

Impulse für das bewusste Erleben des Elements Wasser:
- Wasser reinigt und spendet Leben
- Das Bad im Meer imaginieren
- Ein Spaziergang am Strand oder Seeufer
- An einem Bach- oder Flussufer entlang spazieren gehen
- Schwimmen oder tauchen gehen
- Ein Entspannungsbad nehmen
- Mineralwasser trinken
- Dem Plätschern eines Brunnens oder Bergbachs lauschen
- Kneippanwendungen
- Die Arme unter fließendem Wasser erfrischen
- Das Märchen »Das Wasser des Lebens« der Gebrüder Grimm lesen
- Eine Boots- oder Schifffahrt unternehmen
- In der Badewanne mit einem Lieblingsduft entspannen
- Genüsslich duschen
- Eine Quelle, einen Wasserfall oder eine Schleuse aufsuchen
- Regentropfen, Schneeflocken oder Hagelkörner beobachten
- Tiere im Wasser beobachten
- Naturfilme oder Bilder zum Thema Wasser anschauen

Die Beschäftigung mit den weiteren Elementen Erde, Luft und Feuer bietet sich allgemein als Fokus zur universellen Ressourcenaktivierung an, hier sind einige Assoziationen dazu:

Erde: Die Erde trägt uns, sie gibt uns Nahrung, Fundament, Festigkeit, Bodenhaftung, etwas einpflanzen, auf der Erde wandern, joggen, Nordic Walking ...

Luft vermittelt Leichtigkeit und Freiheit, Wind, ist nur fühlbar, spürbar, aber nicht greifbar, Spiritualität und Universum wertschätzen, Luftsprünge machen ...
Feuer verwandelt, eine Kerze anzünden, Wärme spüren, z. B. ein Besuch in der Sauna, Kaminfeuer, Fackeln, Wunderkerzen, Feuerwerk, ein Feuer beobachten
sich mit Vulkanen beschäftigen ...

Wir stellen Ihnen jetzt einige ausgewählte Motive für Imaginationsübungen (Fantasiereisen, Vorstellungsübungen) vor, die sich zur Distanzierung von Belastungen, zur Entspannung, zur Beruhigung, zur Selbststärkung oder ganz allgemein zum Auftanken von Lebensenergie bewährt haben.

Die Innere HelferInnen-Übung:

Machen Sie es sich bequem, schließen Sie wenn möglich Ihre Augen und lassen Sie dann in Ihrer Vorstellung ein Bild von einer Wiese entstehen. Stellen Sie sich irgendeine Wiese vor. Das kann eine Ihnen bekannte Wiese sein, aber auch irgendeine Fantasiewiese. Jetzt können Sie einmal darauf achten, welche Jahreszeit oder welche Tageszeit Ihnen dabei angenehm ist. Achten Sie einmal auf die Details, die Ihnen wichtig sind.

Nach einiger Zeit bemerken Sie, dass irgendwo in Ihrer Nähe – oder auch in der Ferne – ein hilfreiches, freundliches Wesen, ein Tier oder ein Mensch oder vielleicht ein Symbol auftaucht ... Sie nehmen das wahr und lassen alles auf die Art, in der es erscheint, kommen und akzeptieren es so, wie es ist. Jetzt können Sie einmal in Ihrer Vorstellung Kontakt mit Ihrem inneren Helfer, Ihrer inneren Helferin aufnehmen. Sie erzählen in Gedanken von Ihrer momentanen Lebenssituation ... und Sie können auch Fragen zu dieser Situation stellen ... achten Sie dann sorgfältig auf die Antwort Ihres inneren Helfers, Ihrer inneren Helferin ... Sie stellen sich vielleicht vor, sie/er (innerer Helfer, Tier, Symbol) redet mit Ihnen, oder Sie haben einfach ein direktes Gefühl zu der »Botschaft« über eine andere Bedeutungsebene ... erlauben Sie ihr/ihm, es auf welchem Weg auch immer auszudrücken ... Wenn Sie sich unsicher sind über die Bedeutung des Ratschlages oder wenn Sie andere Fragen haben, setzen Sie die »Unterhaltung« so lange fort, bis Sie fühlen, dass Sie alles erfahren haben, was Sie augenblicklich erfahren können ...

Bei angenehmen und stärkenden Gefühlen ist es auch möglich, diese Erfahrung mit dem sog. Tapping zu verankern (bilaterale, taktile Rechts-links-Stimulation, z. B. durch abwechselndes Berühren der Knie oder der Oberschenkel mit den Händen, ca. 8- bis 10-mal).

Jetzt betrachten Sie einmal, was Ihr innerer Helfer Ihnen erzählt hat, und stellen sich vor, wie Ihr Leben wäre, wenn Sie den Ratschlag annähmen, den Sie bekommen haben ... Wenn Sie mehr Fragen haben, setzen Sie die Unterhaltung fort, oder Sie verabreden sich zu einem neuen Treffen.

Wenn Sie möchten, bedanken Sie sich bei Ihrem inneren Helfer für das Treffen mit Ihnen und fragen Sie sie/ihn nach der leichtesten, sichersten Methode, wieder mit ihm oder ihr Verbindung aufzunehmen ... denken Sie daran, dass Sie jederzeit ein neues Treffen haben können, wann immer Sie die Notwendigkeit für einen Ratschlag oder eine Unterstützung sehen ... verabschieden Sie sich nun auf die Ihnen geeignet erscheinende Weise und kommen Sie dann mit Ihrer Aufmerksamkeit zurück, indem Sie die Entspannung zurücknehmen, sich räkeln und strecken, tief ein- und ausatmen und wieder Ihre Augen öffnen.

Jeder Mensch hat in sich innere Helfer und eine innere Weisheit. Die Übung kann dabei helfen, diese bewusst zu aktivieren. Die so gefundenen Symbole werden zu unterstützenden Kraftquellen im Alltag und verdichten tiefe innere Wahrheiten. Hier sind einige Beispiele solcher Symbole, die Menschen in Krisensituationen gefunden haben.

Beispiele von Tieren als Innere HelferInnen
ADLER: Aus meiner Perspektive kann ich alles überblicken.
SCHILDKRÖTE: Ich darf einen Panzer haben ... und den auch

ausziehen, sie wirkt ruhig und weise, fühlt sich auch in der Fremde völlig gesund und zäh.
PARADIESVOGEL: Du darfst einfach in der Hängematte liegen und dein Leben genießen, die Kokosnüsse fallen dir schon von alleine vor die Füße.
EULE: Du spürst, was du brauchst, und wirst eine Lösung finden.
TIGER: Ich bin stark und habe Kraft.
KATZE: Mach's wie eine Katze: Komm und geh, wann du willst.
KÄNGURU: Ist sehr wendig und vermittelt Vertrauen in archaische Bedürfnisse.

Beispiele von Symbolen oder Menschen als Innere HelferInnen
SCHUTZSCHILD: Du kannst dich schützen, lass nicht alles direkt auf dich prallen, Distanz hilft zum Sortieren.
HIMMEL, MOND UND STERNE: Du bist niemals allein, fühl dich begleitet und beschützt.
KRONE: Würde, Selbstachtung, du verkörperst dein eigenes Reich.
ALTER MENSCH: Weisheit, Gelassenheit, Erfahrung.
ENGEL: Leichtigkeit, Schutz, Wandlungspotenzial, Geborgenheit.
HEISSLUFTBALLON: Aus der Distanz sieht alles anders aus.
VOGELFEDER: Vermittelt Leichtigkeit: Nimm nicht alles so schwer.
SCHLÜSSEL: Du hast die Schlüssel zum Glück, du musst sie nur nutzen.
INDIANER: Bleib dir selbst treu.
MÖNCH: Folge deinem Herzen und lass dich von der Liebe berühren.

Imaginationsanleitung »Gepäck ablegen«:
Stellen Sie sich vor, dass Sie unterwegs auf einer langen Wanderung sind und viel Gepäck dabeihaben. Sie entdecken einen einladenden Platz und beschließen, dort eine Pause einzulegen. An diesem

angenehmen Platz ruhen Sie sich etwas aus ... Sie spüren, wie Ihnen die Pause wieder Kraft gibt ... und bevor Sie weitergehen, beschließen Sie, alles, was Sie belastet und was Sie nicht mehr weiter mit sich herumtragen wollen, dort zurückzulassen. Dann gehen Sie mit dem Gepäck, das Sie noch mitnehmen wollen, ganz erleichtert weiter.

Imaginationsanleitung »Mein Traumhaus«:

Setzen Sie sich so bequem wie möglich hin, schließen Sie wenn's geht Ihre Augen und genießen Sie es, dass Sie jetzt Zeit haben, sich zu entspannen ... Und jetzt möchten wir Sie zu folgender Übung einladen:
Lassen Sie in Ihrer Vorstellung ein Bild von Ihrem Traumhaus entstehen. Erlauben Sie sich, sich alles so auszumalen, wie es sich für Sie vollkommen angenehm und schön anfühlt ... es kann ein ganz reales Haus sein, aber auch nur in Ihrer Fantasie möglich sein ... lassen Sie dieses innere Bild von Ihrem Traumhaus einfach entstehen, schauen Sie sich dabei erst mal in aller Ruhe um ... in welcher Umgebung steht das Haus, spüren Sie, was Ihnen dabei wichtig ist. Lassen Sie alle Einzelheiten zu, die Ihnen gefallen ... falls irgendetwas Störendes auftaucht, lassen Sie dies einfach vorüberziehen, denn Ihr Traumhaus soll Ihnen wirklich gefallen ... Wie sieht die äußere Form Ihres Hauses aus, aus welchem Material ist es gebaut ... was gefällt Ihnen am Äußeren Ihres Hauses ... genießen Sie alle Einzelheiten ... wenn Sie möchten, können Sie jetzt einmal wahrnehmen, welche Räume Ihnen in dem Haus wichtig sind ... spüren Sie, ob Sie Lieblingsräume- oder -orte in dem Haus haben ... wenn Sie möchten, können Sie sich mit einem bestimmten Platz oder Raum in dem Haus beschäftigen ... malen Sie sich diesen so angenehm wie möglich aus ... nehmen Sie alles wahr, was Ihnen dabei wichtig ist ... die Farben ... vielleicht bestimmte Gerüche oder Geräusche ... oder bestimmte Materialien, Einrichtungsgegenstände oder auch Ausblicke. Spüren Sie, was Sie für Ihr Wohlbefinden in dem Haus brauchen ... und genießen Sie es, sich damit zu beschäftigen ...

Suchen Sie sich dann ein Lieblingszimmer oder einen Lieblingsplatz in Ihrem Haus aus. Hier können Sie verweilen und es sich gut

▸ 6.2 Ressourcen aktivieren

gehen lassen. Es darf alles so sein, wie es sich für Sie stimmig anfühlt. Wenn Ihnen etwas fehlt, dann erlauben Sie sich, in der Fantasie alles so anzureichern, wie Sie es sich wünschen. Spüren Sie, was Ihnen guttut und genießen Sie das. Nach einer gewissen Zeit des Auftankens verabschieden Sie sich von der Übung und denken Sie daran, dass Sie jederzeit wieder dorthin zurückkommen können ...

Stellen Sie sich darauf ein, dass Sie die Übung beenden, und kommen Sie mit Ihrer Aufmerksamkeit wieder zurück in die Gegenwart ... öffnen Sie die Augen, nehmen Sie die Entspannung zurück, und dann sind Sie wieder ganz da.

WUNDERFRAGE: Was wäre, wenn Sie morgen früh aufwachen würden und es wäre ein Wunder geschehen, Ihr Problem wäre verschwunden? Was hätte sich alles geändert?

ZAUBERSTAB: Stellen Sie sich vor, eine freundliche Fee käme mit einem Zauberstab vorbei. Was würde diese »weg- oder herzaubern«?

Im Gehirn werden durch imaginative Übungen die gleichen Zentren aktiviert, als wenn man in der Realität etwas erlebt. Dieses Phänomen kann im Alltag viele Vorteile bringen, denn physiologisch laufen ähnliche Prozesse ab, egal, ob man etwas wirklich tut oder es sich »nur« vorstellt. Dadurch werden bestimmte Zentren im Gehirn stimuliert und gestärkt, und es fällt dann in der Wirklichkeit leichter, in der Weise zu reagieren, die erwünscht ist. Also z. B. in schwierigen Situationen vor einer medizinischen Untersuchung, vor einem Prüfungstermin oder im Kontakt mit Vorgesetzten, bei Bewerbungsgesprächen oder wenn Sie bei der Bank einen Kredit zum Immobilienerwerb aufnehmen wollen etc.

Schlüpfen Sie in den zuvor imaginierten Ich-Zustand (ego state) und nutzen diese Energie zur besseren Gestaltung von schwierigen Situationen.

Eine hilfreiche Variante ist dabei auch, sich mit Vorbildern oder beispielsweise mit SportlerInnen zu identifizieren. Dann können Sie aus diesem aktivierten ego state heraus eine Situation gestärkt erleben. Sie können sich auch mit bestimmten Materialien oder mit Landschaftsmotiven beschäftigen. Ganz nach dem Motto: »Ich bin, wie ich fühle.« In einer Studie untersuchten US-Forscher am Massachusetts Institute of Technology die Wirkung von unterschiedlichen Materialien auf das Empfinden von sozialen Kontakten. Sie konnten feststellen, dass »harte« Materialien, wie raues Holz oder harte Stühle, insgesamt »starrköpfigere« Reaktionen hervorbrachten und die Berührung von weichen Materialien, wie Plüsch oder das Sitzen auf gepolsterten Stühlen, eher »weichere« Umgangsformen ermöglichten. Der Tastsinn hat insgesamt einen großen Einfluss auf das Verhalten des Menschen, denn er zählt zu denjenigen Sinnen, die von Geburt an unser Selbst- und Weltverständnis prägen. Bereits Säuglinge profitieren von einem liebevollen Körperkontakt mit den Bezugspersonen, doch auch Erwachsene können ihr Wohlbefinden durch positiven Körperkontakt mit anderen Menschen (Streicheln, Kuscheln, Massage) stärken. Dieses Wissen über die imaginative und konkrete Lenkung der fünf Sinne (Riechen, Schmecken, Fühlen, Hören, Sehen) können Sie sich fortwährend zunutze machen, indem Sie mit sich selbst und mit anderen Menschen liebevoll und aufmerksam umgehen.

Ein anderer Weg besteht darin, reale eigene Erfahrungen aus der Vergangenheit als Kraftquelle zu nutzen. Inzwischen nutzen sogar auch Fußballvereine und Unternehmen diese Techniken zur Motivation und Einstimmung auf neue Aufgaben. Wir zeigen Ihnen nachfolgend eine Übung, die Sie in unterschiedlichen Situationen (z. B. zur Vorbereitung auf eine Rede, ein schwieriges Gespräch mit dem Chef, zum Perspektivenwechsel im Umgang mit Angst etc.) anwenden können.

Das TRUST-Protokoll zur Resilienzstärkung
Es zielt darauf, stärkende persönliche Erfahrungen zu aktivieren, um den Umgang mit aktuellen Belastungen und Heraus-

forderungen zu erleichtern und zu verbessern. Es geht darum, die Energie von hilfreichen Eigenschaften und entsprechenden eigenen Erfahrungen aus der Vergangenheit wieder bewusst wachzurufen. Oft geht es dabei um Erfahrungen, die mit Kompetenz, Zielorientierung, Hoffnung, Stärke, Selbstfürsorge, Geborgenheit, Zuversicht und Vertrauen verbunden sind. Durch die Erinnerung an gelungene Erfahrungen stellt sich meist unmittelbar eine Entlastung und Distanzierung zur gegenwärtigen Belastung ein.

Die Übung erfolgt in mehreren Teilschritten. Durch die Aktivierung von persönlichen Ressourcen werden neue Perspektiven im Umgang mit Ihrem Problem entwickelt. Es geht nicht darum, die Realität zu ändern, wohl aber darum, neue Erfahrungen zu machen und das Erleben Ihrer augenblicklichen Belastung zu verändern.

Zum Ablauf der Übung:

Nehmen Sie sich etwa eine gute Stunde Zeit für die Beschäftigung mit dem TRUST-Protokoll zur Resilienzstärkung. Sie brauchen dazu Ruhe, ein Blatt Papier und etwas zum Schreiben.

Die einzelnen Schritte:

1. Beschreibung des gegenwärtigen Problems

Beschreiben Sie Ihr gegenwärtiges Problem in Stichworten auf einem Blatt Papier. Dann schätzen Sie auf einer Skala von 0 bis 10 die Intensität dieser Belastung ein, wobei 0 = gar keine Belastung und 10 = maximale Belastung darstellen. Schreiben Sie spontan diejenige Zahl auf, die Ihrem momentanen Empfinden der gegenwärtigen Belastung am ehesten entspricht.

2. Entdecken von hilfreichen Eigenschaften/Kompetenzen

Versuchen Sie einmal, drei bis vier Eigenschaften oder Kompetenzen zu entdecken, die im Prinzip für den Umgang mit der Belastung hilfreich und sinnvoll wären. Das Finden von hilfreich erscheinenden

Kompetenzen oder Eigenschaften ist oft gar nicht einfach. Stellen Sie sich vielleicht dazu vor: Was würden Sie einem Freund oder einer Freundin in einer solchen Belastungssituation als passende Eigenschaft oder Kompetenz wünschen? Dann wählen Sie drei Eigenschaften aus, die am besten geeignet erscheinen. Spüren Sie, welche Eigenschaften sich im Körper am stimmigsten anfühlen. Notieren Sie diese drei dann auf Ihrem Blatt Papier.

3. Ressourcenerfahrungen aus der Vergangenheit aktivieren und verankern

Nun sollen Sie für die erste Eigenschaft ein bis zwei Situationen erinnern, in der Sie diese Eigenschaft oder Kompetenz in Ihrem Leben oder auch in der letzten Zeit erlebt haben. Bitte vergegenwärtigen Sie sich diese Situation/Erfahrung so intensiv wie möglich. Achten Sie dabei auf möglichst viele Einzelheiten. Manchmal ist es sinnvoll, sich dazu stichwortartige Notizen zu machen. Welche Sinneswahrnehmungen sind mit den Erinnerungen verbunden? Es ist wichtig, die erinnerte Situation mit vielen Details wachzurufen. Dadurch wird das Ressourcennetzwerk maximal stimuliert. Während Sie sich die stärkende Erinnerung so anschaulich wie möglich vorstellen, spüren Sie, wie sich diese Erinnerung im Körper anfühlt. Wenn Sie positive Körpergefühle wahrnehmen, dann können Sie diese Erfahrung von Wohlbefinden auch mithilfe von bilateraler Stimulation (tappen/klopfen auf den Knien/Oberschenkeln oder tappen mit sog. butterfly-hugs/Schmetterlingsumarmung durch Überkreuzen der Arme vor dem Brustkorb und tappen auf den Schultern) als Ressource verankern.

Jetzt beschäftigen Sie sich in gleicher Weise mit der zweiten zuvor gefundenen Eigenschaft/Kompetenz und danach dann mit der dritten, indem Sie jeweils entsprechende Situationen aus Ihrem Leben erinnern und so intensiv wie möglich wachrufen.

Die Verankerung der Ressourcenerfahrung mithilfe des Tappens kann jeweils nach der erfolgreichen Aktivierung einer stärkenden Situation durchgeführt werden.

4. Überprüfung der neuen Erfahrung

Zum Schluss nehmen Sie noch einmal Bezug auf die anfängliche Belastung bzw. auf Ihr Problem. Wenn Sie daran denken, was taucht dann jetzt auf? Wie würden Sie den Grad Ihrer Belastung jetzt einschätzen: von 0 = keine Belastung bis 10 = maximale Belastung? In der Regel hat die Belastung durch die vorausgehende Aktivierung von »Ego-States«, die mit Bewältigungskompetenz verbunden sind, deutlich abgenommen. Die Wahrnehmung des Problems hat sich geändert. Die aktuelle Belastung reduziert sich, oder das Problem erscheint möglicherweise aus einem anderen Blickwinkel heraus gar nicht mehr oder weniger belastend. Dieses gestärkte Kompetenzerleben können Sie abschließend nochmals mithilfe der bilateralen Stimulation verankern. Falls die Belastung noch relativ hoch ist, kann auch das Finden einer weiteren passenden Eigenschaft/Kompetenz erforderlich sein. Es geht darum, dass entsprechende Erfahrungen weitere Ego-States aktivieren, die das Erleben der gegenwärtigen Belastung bzw. den Umgang damit weiter verändern helfen.

5. Symbolisierung des neuen Erlebens

Zum Abschluss sollen Sie jetzt für das gestärkte Erleben spontan eine Metapher, ein Symbol oder ein Wort auftauchen lassen. Dazu brauchen Sie sich keinesfalls anzustrengen. Spüren Sie einfach, welches Bild oder welcher Gedanke dabei auftaucht. Dieses Symbol oder Motto können Sie zukünftig als Ankerreiz in der konkreten Situation benutzen, für die Sie einen neuen Umgang benötigen. Sie können dieses Symbol auch zur weiteren Bahnung/Programmierung des Kompetenzerlebens im Umgang mit der Belastung benutzen. Diese Symbolisierung der neuen Erfahrung können Sie dann abschließend nochmals durch bilaterale Stimulation verankern.

Erfahrungsbeispiel TRUST-Protokoll zur Resilienzstärkung

1. Schritt: Beschreibung der gegenwärtigen Belastung
Eine Anfang vierzigjährige Frau gerät in Angst und Panik, ausgelöst durch die plötzliche Krebsdiagnose bei ihrem zwei Jahre älteren Ehemann. Sie erlebt intensive Angst, ohne den

Partner nicht mehr leben zu können. Die Belastung entspricht einem maximalen Wert von 10.

2. Schritt: Exploration von drei hilfreichen Eigenschaften/ Kompetenzen für einen hilfreichen Umgang mit dieser aktuellen Belastung
z. B. Vertrauen, Hoffnung, Mut

3. Schritt: passende Ressourcenerfahrungen zu den Eigenschaften aus der Vergangenheit wachrufen und mithilfe des »Tappens« verankern.

ZU VERTRAUEN: *Nach einiger Zeit des Suchens fällt ihr folgende Erfahrung ein: Bei der Geburt ihrer Tochter war ihre vertraute Hebamme unerwartet an einer Grippe erkrankt und konnte daher bei der Entbindung nicht dabei sein. Dadurch war sie zunächst sehr verunsichert und skeptisch gegenüber der fremden Hebamme, die auch vom Typ her ganz anders war als die ihr vertraute Hebamme. In der Situation wandelte sich die Skepsis in großes Vertrauen, da sie die »Ersatzhebamme« als sehr liebevoll-unterstützend erlebte. Die Erinnerung an diese Erfahrung löst große Dankbarkeit aus. Sie atmet durch und empfindet die damit verbundene Entspannung auch im Körper. Diese Gefühle werden mithilfe des »Tappens« nochmals verankert.*

ZU HOFFNUNG: *Spontan fällt ihr eine Begebenheit aus der vergangenen Woche ein: Sie kommt vom Einkaufen nach Hause und stellt fest, dass ihre Geldbörse weg ist. Sie überlegt, ob sie zu dem Laden zurückgehen solle oder zur Polizei. Ihr Mann und ihre Tochter wollen sie davon abhalten, das habe sowieso keinen Sinn, da die Geldbörse wahrscheinlich gestohlen sei. Sie geht trotzdem zu dem Laden zurück, und siehe da: Die Kassiererin übergibt ihr die Geldbörse, die eine andere Frau gefunden und abgegeben hatte. Diese Erinnerung stimmt sie* *optimistisch, sie lächelt und ist stolz, dass sie sich über die Bedenken hinweggesetzt hat und dem eigenen Impuls gefolgt ist. Sie spürt die Erleichterung im Körper und verankert dieses angenehme Körpergefühl mit »tappen«.*

ZU MUT: *Sie erinnert nach einiger Zeit eine Reise nach Griechenland im Alter von vierundzwanzig Jahren. Ihr Mann hatte noch keinen Urlaub und kam mit dem Flugzeug nach. Sie fuhr deshalb ganz mutig allein mit der dreijährigen Tochter im VW-Bus zum Urlaubsziel nach Griechenland. Dazu tauchen viele Details auf, z. B. die Erinnerung an schöne Begegnungen auf den Campingplätzen, z. B. gemeinsames Singen und Gitarrespielen am Lagerfeuer. Sie fühlt sich bei den Gedanken an diese Begegnungen stark und genießt noch einmal in der Erinnerung, wie sehr sich ihr Mut in Selbstvertrauen gewandelt hatte. Diese Gefühle lassen sie sich innerlich aufrichten, sie spürt dies als Stärke und Halt im Rücken. Dieses Körpergefühl verankert sie mit »tappen«.*

4. Schritt: Überprüfung der neuen Erfahrung
Zum Abschluss denkt sie noch einmal an den belastenden Gedanken, ohne ihren Ehemann nicht mehr leben zu können. Diese Belastung hat sich durch die Aktivierung der stärkenden »ego states« von 10 auf jetzt etwa 3 bis 4 reduziert.

5. Schritt: Symbolisierung des neuen Erlebens
Als Symbolisierung des neuen Erlebens taucht spontan eine Feige auf, worüber sie zunächst verwundert ist. Dann kommt die Erinnerung an den Feigenbaum im eigenen Garten. Dieser war im strengen Winter vor einem Jahr fast eingegangen. Nachdem sie ihn im Frühjahr mutig abgesägt hatte, trieb er neu aus und ist inzwischen wieder ca. zwei Meter hoch gewachsen. Diese Erinnerung überrascht sie und wandelt ihre Stimmung. Sie schließt die Übung gestärkt ab. Immer wenn sich die Angst im Zusammenhang mit der Erkrankung ihres

Ehemannes meldet, kann sie jetzt an das Symbol des Feigenbaums denken. Dadurch gelingt es ihr, innezuhalten. Sie kann dann auch besser andere Impulse aus dem KRISEN-ABC für sich nutzen.

Das Prinzip des bewussten Pendelns zwischen Belastung und stärkenden Erfahrungen oder Wohlbefindenserfahrungen wird besonders in der Traumatherapie, aber auch zur Leistungsverbesserung und zum Coaching gezielt genutzt.

Zum Schluss zwei Fragen zur Selbstreflexion:
➜ Welchen ersten Schritt könnte ich tun, um der Kraft von Ressourcen in meinem Leben mehr Raum zu geben?
➜ Was würde sich in meinem Leben ändern, wenn ich es wirklich täte?

6.3 Innehalten

Ich liebe diese Stunde, die anders ist, kommt und geht. Nein, nicht die Stunde, diesen Augenblick liebe ich, der so still ist. Diesen Anfangs-Augenblick, diese Initiale der Stille, diesen ersten Stern, diesen Anfang. Dieses etwas, das aufsteht ...
Rainer Maria Rilke

Zu Beginn: Zwei Fragen zur Selbstreflexion:
➜ In welchen Situationen reagiere ich oft zu schnell oder zu heftig, sodass es mir später leidtut?
➜ Bin ich oft in Gedanken noch mit Vergangenem oder mit Zukünftigem beschäftigt und nehme nicht wahr, was in der Gegenwart geschieht?

In den beiden vorhergehenden Kapiteln wurden viele Übungen vorgeschlagen, die bereits ein Innehalten bewirken. Besonders in Situationen, die durch Angst, Stress, Ärger oder Verzweiflung geprägt sind, ist Innehalten eine Grundvoraussetzung dafür, wieder in Balance zu kommen und als »Ich«, aus der inneren Mitte heraus handlungs- und entscheidungsfähig zu werden. Statt unmittelbar und oft »kopflos« zu reagieren, sollten wir erst einmal »den Gang herausnehmen« und innerlich einen Schritt zurücktreten. Auf keinen Fall sollten wir weitreichende Entscheidungen im Zustand der Krise oder der Angst treffen, bevor sich die Wogen geglättet haben und im Gehirn und im Körper wieder Ruhe eingekehrt ist. Das muss nicht bedeuten, dass dazu ewig lange Zeit benötigt wird, es geht darum, wieder »bei sich« zu sein und so zu reagieren, dass Sie dazu »stehen« können. Manchmal kann dazu aber auch eine längere »Auszeit« nötig sein, um wieder zu dem durch die Turbulenzen des Lebens und durch unsere Anpassungsbemühungen verschütteten eigenen »Kern« zu gelangen und wieder Zugang zu unserer »inneren Weisheit« zu bekommen.

Eine besondere Form des Innehaltens ist *Achtsamkeit*. Achtsamkeit ist das Gegenteil von »sich in Acht nehmen«. Es ist eine Haltung, bei der die Wahrnehmung bewusst gelenkt, das Bewusstsein gezielt auf den gegenwärtigen Moment gerichtet wird. Die bewusste Aufmerksamkeit wird in einer nicht wertenden Form auf die gegenwärtige Erfahrung von Moment zu Moment zentriert. Dabei werden innere und äußere Erfahrungen wahrgenommen, ohne sie zu bewerten und ohne gleich zu reagieren. Handlungen werden bewusst und konzentriert und nicht »unachtsam« automatisch durchgeführt. Achtsamkeit kann zu einer grundsätzlichen Haltung werden, die nicht nur Einfluss auf die Wahrnehmung der eigenen Person und der Welt hat, sondern auch auf das Verhalten in Stress- und Krisensituationen und auf die Beziehung zu anderen Menschen.

Über dieses gegenwärtige Gewahrsein hinausgehend beschreibt der bekannte Bindungsforscher Daniel Siegel (»Das achtsame Gehirn«) vier Qualitäten der Achtsamkeit, mit denen wir uns den Hier-und-Jetzt-Erfahrungen nähern sollten:

- Neugier,
- Offenheit,
- Akzeptanz und
- Liebe.

Diese Qualitäten sind das Gegenteil von Vorurteilen, Klassifikationen, Ge- und Verboten. Eine solche Haltung der Offenheit für das ganze Spektrum menschlicher Erfahrung hat auch unmittelbare Wirkungen auf die psychische und körperliche Gesundheit.

Achtsamkeitspraktiken sind nicht nur aus den meisten Religionen bekannt, sondern auch aus vielen kulturellen Ritualen oder auch aus verschiedenen psychotherapeutischen und körpertherapeutischen Ansätzen wie Focusing oder Feldenkrais.

Weltliche Abwandlungen buddhistischer Achtsamkeitspraktiken werden bei uns in vielfältiger Form auch in Medizin und Psychotherapie angewandt und in jüngster Zeit auch wissenschaftlich erforscht. Nachweislich wirken sie, wie man sich denken kann, auf Stresssymptome und das psychische Wohlbefinden, aber sie haben auch viele andere positive Auswirkungen, beispielsweise auf das Immunsystem und auf soziale Beziehungen.

Die Weisheit und das heilsame Potenzial dieser uralten Praktiken in die moderne westliche Medizin zu integrieren ist nicht zuletzt das Verdienst von Jon Kabat-Zinn. Er entwickelte das MBSR genannte Programm (Mindfulness Based Stress Reduction), ein achtsamkeitsbasiertes Stressbewältigungsprogramm. Damit trainierte er z. B. PatientInnen mit chronischen Krankheiten, bei denen konventionelle medizinische Behandlungen zu keiner Verbesserung mehr geführt hatten. Dies führte dann nachweislich zu den oben genannten Effekten. Inzwischen haben die MBSR-Programme weltweit eine große Verbreitung erfahren und vielen Menschen geholfen. Auch in der Psychotherapie gewinnen diese und andere achtsamkeitsbasierte Verfahren einen immer breiteren Raum, besonders auch in der Arbeit mit traumatisierten Menschen, beispielsweise durch die Arbeit von Luise Reddemann.

Menschen, die regelmäßig meditieren, sind nicht nur widerstandsfähiger gegen Stress und Schmerzen und zeigen nicht nur eine Verbesserung der Aufmerksamkeit, speziell für körperliche und emotionale Zustände, sogar ihre Hirnstruktur in bestimmten Arealen ist nachhaltig positiv verändert, besonders in Zentren, die die Introspektion und das Stimmungs- und Erregungsniveau regulieren. Bereits nach einem kurzen, 8-wöchigen MBSR-Training konnten derartige Veränderungen nachgewiesen werden.

Ein wichtiger Aspekt der Achtsamkeit ist auch das Benennen und Beschreiben der inneren Erfahrungen und Zustände mit Worten. Forschungen zeigen, dass Menschen, die dazu in der Lage sind, ihre Gefühle besser regulieren und flexibler reagieren können. Sie können besser eine innere Distanz zu dem emotionalen Erleben herstellen und spüren: Ich *habe* das Gefühl, aber ich *bin* nicht das Gefühl. Ich *habe* Angst, aber ich *bin* nicht Angst.

Auch viele jahrtausendealte Übungen wie Qigong, Yoga oder Tai-Chi fördern die Achtsamkeit. Bei diesen Übungen ist es auch zentral, ganz auf den Körper, die Wahrnehmungen und die Bewegungen konzentriert zu sein, während man sie ausführt, im Gegensatz zu den vielen Bewegungen und Sportarten, die wir mit »Autopilot« durchführen, während wir innerlich mit ganz anderen Dingen beschäftigt sind.

Achtsamkeit ergibt sich nicht von allein. Es ist oft schwer, den »Autopiloten« abzustellen. In unserer Kultur werden Zielorientierung, »multitasking«, Außensteuerung und die Abspaltung von Emotionen eher als hilfreich angesehen, bis zur vollständigen Entfremdung von uns selbst. Wie kann man sich nun konkret dieser Wahrnehmungs- und Erlebensweise nähern? Es braucht dazu keine jahrelange Meditationserfahrung. Beginnen Sie z. B. einfach damit, ganz alltägliche Dinge achtsam zu tun, dabei die Aufmerksamkeit bewusst zu lenken, bewusst alle Sinneseindrücke und Ihre körperlichen Reaktionen zu registrieren, z. B. einmal ganz achtsam

- einen Apfel schälen und essen,
- einen Schluck Wasser trinken (oder Rotwein …),
- gehen
- duschen und sich nach dem Duschen eincremen,
- kochen, Wäsche aufhängen,
- Ihren Garten betrachten,
- den Weg zur Arbeit gehen,
- Ihr Haustier oder einen Schmetterling beobachten,
- verschiedene Körperhaltungen einnehmen

…

Wenn Ihr Geist abschweift von der momentanen Erfahrung, vielleicht Gedanken oder Sorgen auftauchen, nehmen Sie es einfach wahr und lassen Sie es vorbeiziehen und kehren dann wieder zu der gegenwärtigen Situation zurück.

Auch den eigenen Körper nehmen wir im Alltag zu selten wahr. Nehmen Sie sich einfach zwischendurch ein paar Sekunden Zeit und spüren Sie, wie sich Ihr Körper im Moment anfühlt, z. B. wie die Füße fest auf dem Boden stehen, wie Ihre Arme auf der Sessellehne liegen, wie Ihr Atem natürlich ein- und ausfließt … Die Achtsamkeit des Atmens ist ein wichtiges Element aller Achtsamkeitsübungen. Eine aufschlussreiche Übung kann es auch sein, einmal dem eigenen Körper zu danken für die guten Erfahrungen, die wir ihm verdanken: Den Augen dafür, dass sie uns in diesem Moment das satte Grün der Wiese im Sonnenschein sehen lassen, den Ohren dafür, dass sie uns das Rauschen des Windes, der Regentropfen oder den Gesang eines Vogels schenken, der Haut dafür, dass sie uns die Wärme der Sonnenstrahlen spüren lässt, dem Herzen dafür, dass es so zuverlässig all die Jahre schlägt … Achtsam mit dem eigenen Körper umzugehen bedeutet auch, für sich zu sorgen, darauf zu achten, was der Körper braucht. Zu leicht gehen wir in der Hektik des Alltags über unsere körperlichen und psychischen Grenzen hinaus. Wieder ein besseres Gefühl für diese Grenzen zu bekommen und sie mehr zu achten, ist ein wichtiger Schritt zu mehr Achtsamkeit.

▸ 6.3 Innehalten

Innehalten und Achtsamkeitsübungen können kurze Momente im Alltag sein oder auch eine bestimmte Stunde am Tag. Lenken Sie in diesen Zeiten bewusst Ihre Aufmerksamkeit auf stärkende und wohltuende Erfahrungen. In akuten Krisensituationen hat es sich außerdem bewährt, die Zeit für die Auseinandersetzung mit der Belastung auf einen bestimmten Zeitraum am Tag zu begrenzen, die dann für die aktive Begegnung mit dem »Ausnahme-Zustand« reserviert ist. Natürlich möglichst nicht vor dem Schlafengehen.

Einen Zustand der Achtsamkeit in Krisensituationen und bei einem hohen Angstniveau zu erreichen ist nicht leicht. Menschen, die viele negative Erfahrungen in ihrem Leben gemacht haben, die tief verletzt oder enttäuscht wurden, haben vielleicht auch allen Grund, sich »in Acht zu nehmen«, wachsam, in ständiger Alarmbereitschaft und misstrauisch zu sein. Diese gewohnte Haltung zu verlassen, fühlt sich vielleicht riskant und gefährlich an, und es gehört viel Mut und Vertrauen dazu, sich für neue Erfahrungen zu öffnen. Dazu möchten wir ermutigen.

Zum Abschluss noch zwei Kommentare, die zu unserem Thema passen:

Ein leidenschaftlicher Golfspieler erzählt: Ich habe heute zu Beginn sehr schlecht gespielt und hatte das Gefühl: Es geht gar nichts. Dann gelang mir zufällig ein Super-Abschlag, und alles war vergessen. Jeder Schlag ist eine neue Chance, egal, was vorher war. Ich muss auf meine Gedanken aufpassen. Wenn ich denke: Bloß nicht in den Bunker dort spielen, geht der Ball garantiert dort hinein. Das Gehirn kann nicht »nicht« denken. Stattdessen muss ich meine Aufmerksamkeit dorthin lenken, wo der Ball landen soll.

Einen Satz, der zu einem regelrechten Lebensmotto werden kann, schrieb Pater Niklaus Brantschen in einer Widmung: *Immer ist jetzt die beste Stunde!*

Zum Schluss: Zwei Fragen zur Selbstreflexion:
➜ Wodurch kann ich am einfachsten etwas mehr Achtsamkeit in meinen Alltag bringen?
➜ Was würde sich in meinem Leben durch mehr Achtsamkeit ändern?

6.4 Sinn finden

Hoffnung ist eben nicht Optimismus.
Es ist nicht die Überzeugung, dass etwas gut ausgeht,
sondern die Gewissheit, dass etwas Sinn hat,
ohne Rücksicht darauf, wie es ausgeht.
Vaclav Havel

Zu Beginn zwei Fragen zur Selbstreflexion:
➜ Was gibt meinem Leben Sinn?
➜ Welchem Lebensbereich würde ich gern mehr Aufmerksamkeit schenken?

Die gezielte Beschäftigung mit der eigenen Lebensgeschichte kann dazu beitragen, etwas mehr von dem eigenen »Wesenskern« zu erfahren. In diesem Kapitel möchten wir Ihnen Gelegenheit geben, sich mit dem zu beschäftigen, was in Ihrem Leben wirklich wichtig ist, was Ihrem Leben Sinn gibt. Krisen und Herausforderungen haben das Potenzial, uns damit in Berührung zu bringen. Wenn alles sinnlos erscheint, spüren wir besonders heftig, was uns fehlt und was das Leben schwer macht. Andererseits kann das Leben trotz schwerer Belastungen als stimmig erlebt werden, wenn es gelingt, einen Sinn zu finden. Zum Einstieg in dieses Thema haben wir Erfahrungen von ausgewählten Menschen, besonders auch von KünstlerInnen zusammengestellt, die veranschaulichen, wie man Krisenkompetenzen und Wege zu einem sinnerfüllten Leben entwickeln kann. Manchmal stellen sich solche Wendepunkte im Erleben plötzlich ein, meist jedoch gehört ein Entwicklungsprozess von längerer Dauer dazu. Die Erfahrungsbeispiele sind keine »Rezepte« für ein sinnerfülltes Leben. Sie sollen inspirieren und Mut machen. Wir alle brauchen dazu konkrete Erfahrungen, um unsere Vertrauensressourcen zu stärken, damit sich ein TRUST-Lebensgefühl entfalten kann.

Sinnfindung und Krisenkompetenzen von KünstlerInnen und WissenschaftlerInnen

Die Auseinandersetzung mit dem Unfassbaren, mit dem, was sprachlos macht, mit dem, was überwältigend ist, beschäftigte die Menschen zu allen Zeiten. Menschen suchen intuitiv nach Möglichkeiten oder Ritualen, die ihnen dabei helfen, wieder in Balance zu kommen. Künstlerinnen und Künstler lassen uns oft mit ihrer Kunst teilhaben an persönlichen Suchprozessen, die dazu verhelfen, (wieder) mit sich klarzukommen. Blickt man auf solche Selbstzeugnisse aus dem Ressourcenblickwinkel, dann kann man daraus viel lernen, um dies zur eigenen Stabilisierung einzusetzen. Verena Kast hat in einem ihrer Vorträge zum Thema »Kunst als Ressource« davon gesprochen, wie beruhigend und inspirierend Besuche im Museum durch die Begegnung mit vertrauten Kunstwerken wirken können. So kann Kunst in den Museen der Welt zu einer Kraftquelle im eigenen Leben werden. Kunst wurde auch in anderen Zeitepochen als große Ressource empfunden. Während sie früher nur einer kleinen Schicht vorbehalten war, haben heute die meisten Menschen auf unterschiedliche Weise Zugang zu dieser Kraftquelle. Die Kunst lädt zum Auftanken, zum Perspektivenwechsel und zur Identifikation mit inneren Prozessen ein.

Eine der bekanntesten zeitgenössischen Künstlerinnen ist die mexikanische Künstlerin Frida Kahlo. Wenn ihre Werke in Museen gezeigt werden, besuchen Zehntausende von Menschen diese Ausstellungen, stehen oft stundenlang in Schlangen an, um sich von ihren Kunstwerken innerlich berühren zu lassen. Frida Kahlo (geb. 6. Juli 1907 in Coyoacán/Mexiko, gest. ebendort am 13. Juli 1954) schreibt in ihrem Tagebuch: »Freitag, 30.

Januar 1953: Trotz meiner langen Krankheit fühle ich eine riesige LEBENSLUST.« Zu diesem Statement ist sie im Alter von 46 Jahren in der Lage. Sie hat in ihrem Leben viele Stationen der Reifung durchlebt, um so fühlen und sprechen zu können. Mithilfe von Transzendenz, von Assoziation und durch die kreative Anwendung von Metaphern, von Symbolen, von Selbstironie und Humor gelang es ihr immer wieder, ihr von Leid und Krankheit geprägtes Leben kraftvoll zu gestalten. Hilfreich waren ihr dabei sicherlich ihre Aufgeschlossenheit gegenüber allem Neuen, ihr politisches Engagement, ihr steter Wunsch, mehr von der Welt erfahren zu wollen, ihr neugieriges Interesse an menschlichen Begegnungen und ihre Geistesgegenwart. Dies sind allesamt hilfreiche Haltungen im Sinne des TRUST-Prinzips, für den Aufbau von Resilienz, von psychischer Widerstandskraft im Umgang mit existenziellen Herausforderungen.

Frida Kahlo hatte am 17. September 1925, als 18-jährige, frisch verliebte, leidenschaftliche und politisch aktive junge Frau einen folgenschweren Verkehrsunfall. Sie hat den Zusammenstoß einer Straßenbahn mit dem Bus, in dem sie sich mit ihrem Freund aufhielt, schwer verletzt überlebt. Sie wurde mitten aus ihrem Leben herausgerissen und war von einem Moment zum anderen konfrontiert mit dem Leben als Schwerverletzte im Krankenhaus und den sich daraus ergebenden Konsequenzen. Bereits im Alter von sechs Jahren hatte Frida Kahlo schon gesundheitliche Beschwerden, die zunächst als Polio-Erkrankung angesehen wurden, später aber dann als vorgeburtliche Fehlbildung ihrer Wirbelsäule (Spina bifida) diagnostiziert wurde. Ihr Leben war nun zusätzlich geprägt von den Folgen des schweren Verkehrsunfalls. Im Verlauf ihres Lebens musste sie mehr als zweiundzwanzig Operationen über sich ergehen lassen. Noch etwa zwei Jahre vor ihrem Tod musste ihr der Unterschenkel ihres rechten Beines amputiert werden.

Frida Kahlo wurde als Künstlerin weltweit bekannt, besonders mit den Gemälden, in denen sie auch das Erleben ihrer Krankheit anschaulich zum Ausdruck brachte. Ihre Kunst ist geprägt von einer intensiven Kraft der Symbole und der radikalen und zugleich poetischen Darstellung der Wirklichkeit. Beschäftigt man sich intensiver mit ihrer Lebensgeschichte, kann man auf vielfältige Weise entdecken, welche Möglichkeiten sie gesucht und genutzt hat, um sich psychisch zu stabilisieren.

Besonders in den ersten Jahren nach dem Unfall waren es oft intensive »Hilferufe« nach Zuwendung und Beziehung. Folgendes Zitat aus einem Brief an ihren Geliebten drückt das exemplarisch aus: »Und falls Du mir nichts zu sagen hast, dann schick mir eben ein weißes Blatt Papier oder schreib fünfzigmal dasselbe, aber es wird mir beweisen, dass Du wenigstens an mich denkst ...« Neunzehn Jahre nach dem Unfall, also ab dem Jahr 1944 bis zu ihrem Tod 1954, führte sie ein Tagebuch, ihr »Diario«, das sie mit Bildern, Texten, Gedichten und sehr persönlichen Selbstreflexionen gestaltete. Daraus ein Zitat: »Wer würde sagen, dass Kleckse / leben und helfen zu leben? / Tinte, Blut, Geruch, / ich weiß nicht, welche Tinte ich nähme, / die ihre Spur in dieser Form / hinterlassen will. Ich respektiere ihre / Inständigkeit und werde tun / was ich kann um aus meiner / Welt zu fliehen. / tintenbefleckte Welten – Erde / frei und mein eigen, ferne Sonnen / die mich rufen weil / ich zu ihrem Kern gehöre. / Dummheiten. Was täte ich / ohne das Absurde und Flüchtige?«

Auf der letzten Textseite des Tagebuchs bedankt sich Frida Kahlo 1954 auf hellbuntem, gelb, rot, hellblau, orange, grün, lila verlaufendem aquarellierten Hintergrund bei ihren Ärzten, den Krankenschwestern, den Putzfrauen und Hilfskräften und auch bei sich selbst: »Dank ... an meine Willenskraft. Freudig erwarte ich die Entlassung – und ich hoffe, niemals zurückzukehren – FRIDA.«

Beispiele für die Verarbeitung von persönlichen Schicksalsschlägen durch künstlerische Arbeit auch aus der heutigen Zeit gibt es auf den verschiedenen Gebieten der Kunst. Im Bereich der Musik ist das beispielsweise Herbert Grönemeyers Single »Mensch« zur Verarbeitung des Todes seiner Frau.

Der englische Blues- und Rock-Gitarrist Eric Clapton hat mit dem Song »Tears in Heaven« versucht, seiner Trauer über den plötzlichen Tod seines viereinhalbjährigen Sohnes Conor Ausdruck zu verleihen. Dieser starb am 20. März 1991, als er beim Spielen aus dem Fenster der Wohnung im 53. Stock eines Hochhauses in New York stürzte.

In den Werken von Künstlerinnen und Künstlern können wir auf sehr persönliche Weise Anteil nehmen an deren Lösungswegen im Umgang mit bestimmten Lebensthemen und Schicksalsschlägen. Es gibt immer häufiger Personen des öffentlichen Lebens, die offen ihren persönlichen Umgang mit Endlichkeit oder Krisen zeigen. Im Internet erreicht die Abschiedsvorlesung des amerikanischen Informatik-Professors Randy Pausch als Video und Text ein Millionenpublikum. Sein Buch »Last Lecture – Die Lehren meines Lebens« wurde zum Bestseller (www.randypausch.com). Er starb im Sommer 2008 im Alter von 47 Jahren, nachdem er noch knapp zwei Jahre nach der Diagnose Bauchspeicheldrüsenkrebs gelebt hatte. Mit dieser Diagnose war ihm klar, dass sein Leben nur noch sehr begrenzt sein würde. In dieser Situation hielt er etwa ein Jahr später an seiner Universität seine Abschiedsvorlesung. Er hinterlässt die Botschaft, dass er trotz seiner Krankheit ein glücklicher Mann sei, da er seine Träume verwirklicht habe. Er beginnt seine Vorlesung, indem er Bezug auf seine Erkrankung nimmt: »Das ist also, wie es ist. Wir können es nicht ändern, wir müssen uns eben entscheiden, wie wir damit umgehen. Wir können die Karten, die uns gegeben werden, nicht tauschen, wir müssen entscheiden, wie wir sie ausspielen. Wenn ich nicht so deprimiert oder missmutig erscheine, wie ich sollte, tut es mir leid, Sie zu enttäuschen.« Hier sind einige seiner Gedanken aus dieser Rede. Sie veranschaulichen, wie er seine Karten im Leben ausgespielt hat:

➜ »Erfahrung ist das, was du bekommst, wenn du nicht bekommst, was du willst. Ich denke, das ist wundervoll.«
➜ »Verliere niemals das Staunen eines Kindes. Es ist zu wichtig. Das ist unser Antrieb.«

▸ 6.4 Sinn finden

- »Ich habe auf meinem Weg so viele wunderbare Menschen getroffen.«
- »Es gibt Augenblicke, die verändern das ganze Leben. Und wenn man das nach zehn Jahren, im Rückblick, erkennt, dann ist man gesegnet.«
- »Hindernisse zeigen unsere wahre Hingabe. Sie sind da, um uns von den anderen Leuten zu unterscheiden, die ihre Kindheitsträume nicht wirklich wahr werden lassen wollen.«
- »Zeige Dankbarkeit.«
- »Beschwere dich nicht.«
- »Arbeite hart.«
- »Sei gut in etwas, das macht dich wertvoll.«
- »Finde das Beste an jedem Menschen. – Warte nur lange genug ab. Niemand ist von Grund auf böse. Jeder hat eine gute Seite, du musst nur warten, bis sie sich zeigt.«
- »Wenn du dein Leben auf die richtige Weise lebst, dann nimmt das Schicksal sich selbst in die Hand. Die Träume kommen zu dir.«
- »Du solltest deine Augen offenhalten, denn indirektes Lernen begegnet einem überall.«

Wichtig ist, Zugang zum eigenen Leben zu bekommen.

Eine ermutigende »Checkliste«, um die eigene Fähigkeit zur Selbstverwirklichung zu betrachten, sind die »Fünf Freiheiten« von Virginia Satir. Satir zählt zu den BegründerInnen der systemischen Familientherapie und starb 1988 im Alter von 72 Jahren in ihrem Haus in Palo Alto/Kalifornien an Krebs.

Fünf Freiheiten von Virginia Satir:
1. Die Freiheit, das zu sehen, was im Moment wirklich da ist, anstatt was sein sollte, gewesen ist oder sein wird
2. Die Freiheit, das auszusprechen, was ich wirklich fühle und denke und nicht, was man von mir erwartet
3. Die Freiheit, zu meinen Gefühlen zu stehen und nicht etwas anderes vorzutäuschen

4. Die Freiheit, um das zu bitten, was ich brauche, anstatt immer auf Erlaubnis zu warten
5. Die Freiheit, in eigener Verantwortung Risiken einzugehen, anstatt immer nur auf Nummer sicher zu gehen und nichts Neues zu wagen

Durch Zufall kamen wir schon einmal indirekt mit Virginia Satir »in Berührung«. Wir waren zu einer Fortbildung in San Francisco und übernachteten im Gästezimmer einer Kollegin in Berkeley. Nach dieser Nacht fühlten wir uns ausgesprochen erfrischt und erholt und erwähnten das beim Frühstück. Daraufhin meinte die Kollegin, das habe sie schon öfter von ihren Gästen gehört, die in diesem Bett geschlafen hatten. Es sei nämlich ein besonderes Bett. In diesem Bett sei ihre frühere Nachbarin gestorben. Nach deren Tod habe sie das Bett übernommen. Und Sie ahnen es vielleicht: Diese Nachbarin war Virginia Satir.

Das Thema Krebs enttabuisieren

Vielleicht wundern Sie sich jetzt, weshalb wir doch relativ viele Weisheiten von Menschen hier aufgenommen haben, die an Krebs erkrankt waren oder auch daran gestorben sind. Das ist in mehrfacher Hinsicht nicht zufällig. Der Schwerpunkt unserer psychotherapeutischen Arbeit ist die Arbeit mit an Krebs erkrankten Menschen. Die Diagnose Krebs hat wie jede Krise die Kraft, uns aus dem Gleichgewicht zu bringen. Das gewohnte Leben greift nicht mehr. Wir brauchen andere Lösungsstrategien und meist wird zunächst auch der Sinn des Lebens infrage gestellt. Wir wollen dazu beitragen, das Thema Krebs weiter zu enttabuisieren, denn es betrifft nahezu jeden Menschen, sei es als Erkrankte/Erkrankter selbst, aber auch als PartnerIn, FreundIn, NachbarIn oder als KollegIn.

Nach Angaben des Robert-Koch-Instituts (www.rki.de) werden fast jeder zweite Mann *(47,3% Lebenszeitrisiko)* und mehr als jede dritte Frau *(38,2%)* im Laufe des Lebens an Krebs erkranken. Dabei sterben immer weniger Menschen in Deutschland an ihrer Krebserkrankung. Von 1980 bis 2006 hat die Krebssterblichkeit um mehr als 20% abgenommen. Nur jeder vierte Mann (25,8%) und jede fünfte Frau (20,3%) sterben auch an Krebs. Zwar steigt die Anzahl der Neuerkrankungen deutlich an, weil wir alle älter werden, aber es leben auch mehr Menschen mit der Diagnose Krebs. Bei Frauen ist nach wie vor Brustkrebs mit etwa 58 000 Neuerkrankungen die häufigste Krebserkrankung und bei Männern Prostatakrebs mit etwa 60 000 Neuerkrankungen. Bei beiden Geschlechtern liegt Darmkrebs auf Platz zwei und Lungenkrebs auf Platz drei. Daher unser Plädoyer: Wenn man sich mit dem, was Angst macht, beschäftigt, dann wird die Angst handhabbar und bekommt nicht so eine große Macht. Gestaltete Angst verliert an Bedrohlichkeit. Und das Thema Sterben ist ja eigentlich schon mit unserer Geburt vorgegeben. Nur wer nimmt sich schon die Zeit dazu, sich damit zu beschäftigen? Doch wie man sich auf Geburten vorbereitet, sollte man sich auch auf den Umgang mit Krisen und auf den Umgang mit Krankheiten und letztlich auch auf den Umgang mit dem Sterben vorbereiten und sich dann sehr genau überlegen oder Visionen entwickeln, wie man diese Übergänge gestalten möchte.

Haben Sie sich schon einmal darüber Gedanken gemacht, wie viele Menschen eigentlich täglich in Deutschland sterben und woran? Laut Statistischem Bundesamt gab es im Jahr 2008 in Deutschland 675 000 Geburten und 844 439 Todesfälle. Das bedeutet, jeden Tag werden etwa 1850 Kinder geboren, und durchschnittlich sterben 2313 Menschen. Etwa jeder vierte Todesfall in Deutschland ist dabei durch Krebs bedingt, das bedeutet, täglich sterben fast 600 Menschen an Krebs. Angesichts unserer vorhersagbaren Sterblichkeit, also des 100% Sterberisikos, das jeder und jede von uns hat, sollten wir doch alles daransetzen, zuvor unser Leben nach unseren Möglichkeiten auch zu leben. Das ist das Fazit: Wir sollten das Leben nicht verschieben, etwa indem wir denken: Das mache ich, wenn ich Zeit habe oder wenn ich pensioniert bin usw. Zu diesen Gedanken gibt es ein sehr schönes Gedicht mit dem Titel »Augenblicke«:

Augenblicke

Wenn ich mein Leben
noch einmal leben könnte, im nächsten Leben
würde ich versuchen, mehr Fehler zu machen.
Ich würde nicht so perfekt sein wollen, ich würde mich mehr entspannen.
Ich wäre ein bisschen verrückter, als ich gewesen bin,
ich würde viel weniger Dinge so ernst nehmen.
Ich würde nicht so gesund leben.
Ich würde mehr riskieren, würde mehr reisen,
Sonnenuntergänge betrachten,
mehr bergsteigen, mehr in Flüssen schwimmen.

Ich war einer dieser klugen Menschen,
die jede Minute ihres Lebens fruchtbar verbrachten;
freilich hatte ich auch Momente der Freude,
aber wenn ich noch einmal anfangen könnte,
würde ich versuchen, nur mehr gute Augenblicke zu haben.

Falls du es noch nicht weißt,
aus diesen besteht nämlich das Leben;
nur aus Augenblicken, vergiss nicht den jetzigen!

Wenn ich noch einmal leben könnte,
würde ich von Frühlingsbeginn an bis in den Spätherbst hinein
barfuß gehen.
Und ich würde mehr mit Kindern spielen,
wenn ich das Leben noch vor mir hätte.

Aber sehen Sie ... ich bin 85 Jahre alt und weiß,
dass ich bald sterben werde.
Jorge Luis Borges

Aus: Jorge Luis Borges: Gesammelte Werke, Bd. 4, Carl Hanser Verlag, München

▶ 6.4 Sinn finden

Die sechs Säulen des Selbstwertgefühls

Der amerikanische Psychotherapeut Nathaniel Branden beschreibt sechs Säulen des Selbstwertgefühls, die man im Leben immer wieder stärken sollte:

- bewusst leben,
- sich selbst annehmen,
- eigenverantwortlich leben,
- sich selbstsicher behaupten,
- zielgerichtet leben,
- persönliche Integrität.

Von ihm stammt die Idee, den Selbstwert aktiv mithilfe von vorgegebenen Satzergänzungsübungen durch stete kleine Übungsschritte zu stärken, also z. B. »Bewusst leben heißt für mich ...« Zu diesem Satzanfang soll man beispielsweise eine Woche lang, gleich morgens als Erstes, ohne lange nachzudenken, 2 bis 3 Minuten lang so viele Satzendungen wie möglich aufschreiben (mindestens sechs, aber zehn sind genug). Danach geht es mit anderen Satzergänzungsübungen weiter, z. B.: »Wenn ich heute mehr darauf achte, wie ich mit Menschen umgehe, ...« Am Abend soll man nochmals einige Halbsätze vollenden, z. B.: »Wenn ich darüber nachdenke, wie ich mich fühlen würde, wenn ich bewusster lebte, ...« Am Wochenende soll man sich dann die Zeit nehmen und das lesen, was man im Laufe der Woche geschrieben hat, und daraufhin wieder möglichst ohne lange nachzudenken mindestens sechs verschiedene Satzendungen zu folgendem Satz aufschreiben: »Wenn irgendetwas von dem, was ich diese Woche geschrieben habe, wahr ist, dann wäre es hilfreich, wenn ich ...« Die einzelnen Übungsschritte sollten jeweils maximal 10 Minuten Zeit in Anspruch nehmen. Solche Satzergänzungsübungen hat er für jede Säule des Selbstwertgefühls entwickelt und daraus ein mehrwöchiges Programm gemacht, welches man in den Alltag integrieren soll, um dadurch das Selbstwertgefühl nachhaltig zu entfalten und zu stärken. Mit diesen Übungen kann der eigene Entwicklungsprozess aktiv beeinflusst werden.

Es ist sinnvoll, sich auch ohne Krisen regelmäßig mit den Wegstrecken des eigenen Lebens zu beschäftigen. Aber besonders auch in Krisenzeiten kann das Aufspüren von sinngebenden Erfahrungen sehr hilfreich sein. Im Laufe des Lebens ändern sich die Vorstellungen von dem, was wirklich wichtig ist im Leben. Es gibt eine »innere Weisheit«, eine Kernerfahrung, ein Gefühl dafür, was das eigene Leben ausmacht. Eine Vorgehensweise zum Aufspüren solcher ganz persönlicher »Wahrheiten« und Kernressourcen bietet die folgende Übung:

Übungsanleitung:
Meine wirklichen Kraftquellen im Leben – Was hat meine persönliche Entfaltung gefördert?

Nehmen Sie sich eine ruhige Stunde Zeit, etwas zum Schreiben und stellen Sie sich darauf ein, dass Sie sich jetzt auf eine Gedanken- und Spürreise durch ihr bisheriges Leben begeben. Diese Reise können Sie jeweils in Zehnjahresschritte unterteilen, entsprechend Ihrem Lebensalter. Es soll darum gehen, dass Sie spontan für jede Lebensphase einmal spüren, was Ihnen geholfen hat, sich im Leben vollkommen »bei sich« zu fühlen. Lassen Sie dazu vor Ihrem inneren Auge ausgewählte Situationen und Augenblicke Revue passieren, in denen Sie sich zufrieden und glücklich gefühlt haben.

1. Beginnen Sie zuerst mit der Zeit Ihrer Kindheit, also mit den ersten zehn Lebensjahren. Spüren Sie, welche Schlüsselsituationen und Momente Ihnen einfallen, wenn Sie sich daran erinnern, wann Sie sich als Kind vollkommen »bei sich« gefühlt haben, wann Sie sich persönlich entfalten konnten. Machen Sie sich bitte stichwortartige Notizen dazu.
- ➜ Sind es Situationen/Erfahrungen, die Sie mit anderen Menschen gemeinsam erlebt haben – oder erinnern Sie besonders Zeiten, die Sie allein verbracht haben?
- ➜ Was ist Ihnen wichtig an diesen Erinnerungen?
- ➜ Welche Körpergefühle sind damit verbunden?
- ➜ Was könnte ein Motto oder eine Metapher für diese Erfahrungen sein?

Fahren Sie in gleicher Weise für jedes Jahrzehnt bis zu Ihrem jetzigen Lebensalter fort. Denken Sie daran, sich jeweils Ihre Notizen dazu zu machen.

Vielleicht sind Sie überrascht, von welchen »Grundwahrheiten« und »Lebensträumen« Sie in Ihrem bisherigen Leben geleitet wurden. Vielleicht haben Sie auch Lust bekommen, Ihre persönlichen Stärken und Kraftquellen (noch) bewusster zu beachten. Nehmen Sie sich zum Abschluss der Übung vielleicht noch Zeit herauszufinden, welche Werte Ihnen im Leben wichtig sind und was Ihrem Leben Sinn gibt.

Hier einige Werte als Anregung:
Gesundheit, Freiheit, Kreativität, Humor, körperliche Attraktivität, finanzielle Sicherheit, Macht, Frieden, Spiritualität, Erfolg, Neugier, Freundschaft, Weisheit, Reichtum, Optimismus, Naturverbundenheit, Authentizität, Leistung, Vertrauen, Dankbarkeit, Wissen, Mut, Menschlichkeit, Hoffnung, Solidarität, Liebe, Gerechtigkeit, Zufriedenheit, Wahrheit.

Spüren Sie, welche Werte bei Ihnen eine positive innere Resonanz auslösen, und suchen Sie sich drei bis fünf dieser Werte aus oder/und fügen Sie diejenigen hinzu, die Ihnen bedeutsam sind. Vielleicht merken Sie dabei, dass sich Werte im Laufe des Lebens auch ändern.

Erfahrungsbeispiel:

Runde Geburtstage geben häufig Anlass, sich einmal mit dem eigenen Leben im Überblick zu beschäftigen. So hat beispielsweise Frau P., die zwei Jahre zuvor an Brustkrebs erkrankt war, sich anlässlich ihres fünfzigsten Geburtstages etwas Besonderes ausgedacht. Sie hat sich zu jedem Lebensjahrzehnt ein Lied ausgesucht, das sie für diesen Lebensabschnitt besonders passend fand. Für ihr erstes Lebensjahrzehnt hat sie ein italienisches Schlaflied gewählt, da ihre Mutter aus Italien stammte. Für ihre Teenagerzeit, die Zeit, in der sie die Liebe entdeckt hat, steht die Jazz-Komposition »Mercy Mercy« von Joe Zawinful. Für die Zeit von 20 bis 30, in der sie als Studentin in Kalifornien war: »San Francisco« von Scott McKen-

zie und für das Jahrzehnt, in das ihre Krankheit fiel (40–49), wählt sie ein irisches Segnungslied: »Irish blessings«. Ihr Chor, in dem sie regelmäßig singt, hat zu ihrem 50. Geburtstag mit allen Gästen das Eichendorff-Lied: »Schläft ein Lied in allen Dingen, die da träumen fort und fort, und die Welt hebt an zu singen, triffst du nur das Zauberwort« als Kanon angestimmt.

Wenn man sich sein Leben im Rückblick vergegenwärtigt, dann tauchen häufig immer mehr Geschichten und Details auf, die auch Einfluss auf das gegenwärtige Lebensgefühl nehmen. Dadurch inspiriert, können auch spontan neue Haltungen und Ziele auftauchen. Oder es tauchen neue Fragen auf, etwa: Welche Aspekte will ich in meinem Leben wirklich leben? Oder: Wofür bin ich dankbar?

In unserer heutigen Zeit ist das Spektrum für Sinnerfahrungen im Leben sehr viel größer geworden. Das kann aber auch schnell zu einer Überflutung und Orientierungslosigkeit führen und »Sinnkrisen« provozieren. Umso wichtiger ist es, sich mit diesem Thema immer wieder neu auseinanderzusetzen, möglichst bevor es zu Sinnkrisen kommt. Ein Beispiel aus der Geschichte: Viktor Frankl, der bekannte Psychotherapeut und Begründer der Logotherapie, hat sich zeitlebens damit beschäftigt, wie Menschen Sinn im Leben finden können, wenn alles sinnlos erscheint. Er selbst nutzte die Kraft der Vorstellung auch für sein eigenes Überleben im Konzentrationslager. In seinem Buch »Trotzdem Ja zum Leben sagen« beschreibt er, wie wichtig die Einstellung im Umgang mit Extremsituationen sein kann. Über den Weg der bewussten Ablenkung mithilfe von Imaginationen gelang Frankl das mutige Überleben dieser widrigsten Lebensumstände. Er bezieht sich dabei auch auf die Schriften zur Ethik von Spinoza und zitiert: »Eine Gemütsregung, die ein Leiden ist, hört auf ein Leiden zu sein, sobald wir uns von ihr eine klare und deutliche Vorstellung bilden.«

▸ 6.4 Sinn finden

Zum Schluss: Zwei Fragen zur Selbstreflexion:
➜ Wodurch könnte ich jedem Tag mehr Leben geben?
➜ In welchen Lebensbereichen möchte ich mich zukünftig noch mehr entfalten?

6.5 Engagement

Ein Mensch sagt und ist stolz darauf:
Ich geh´ in meinen Pflichten auf.
Doch bald darauf, nicht mehr so munter,
geht er in seinen Pflichten unter.
Eugen Roth

Zu Beginn: Drei Fragen zur Selbstreflexion:
➜ Pflege ich soziale Beziehungen in dem Maße, wie ich es mir wünschen würde?
➜ Engagiere ich mich für andere Menschen, für die Familie, FreundInnen, die Gemeinschaft? Wem könnte ich öfter eine Freude machen?
➜ Welchen Tätigkeiten kann ich mich mit ganzer Hingabe widmen und dabei »die Zeit vergessen«?

Wir Menschen sind allein nicht lebensfähig. Wir brauchen nicht nur als Kleinkinder andere Menschen, ein soziales Netzwerk, das uns Sicherheit gibt. Bei den meisten Menschen kommt aber in der Hektik des Alltags die Pflege der sozialen Beziehungen zu kurz. Oft haben wir auch »Wichtigeres« zu tun, als uns mit Freunden zu treffen, die Eltern zu besuchen, mit den Kindern zu spielen oder die Nachbarn einzuladen. Meist sind uns die Karriere und ein höheres Einkommen zumindest zeitweise wichtiger als die Pflege unserer sozialen Beziehungen. Wenn wir gefragt würden, würden wir dies natürlich bestreiten, aber wir verhalten uns oft so. Wir nehmen vielleicht Beziehungen auch als selbstverständlich hin und denken, dass wir nichts dafür tun müssten.

Dabei haben wir natürlich schon gehört, dass wissenschaftliche Studien immer wieder denselben Effekt nachweisen: Wenn die Grundbedürfnisse des Lebens gedeckt sind, führt ein höheres Einkommen nicht zu höherer Lebenszufriedenheit. Selbst intelligenter oder jünger zu sein oder dort zu leben, wo die Sonne häufiger scheint, macht uns nicht glücklicher, auch wenn wir dies glauben. Die Dinge, die tatsächlich nachgewiesenermaßen zu mehr Glück und Lebenszufriedenheit führen, sind nach Forschungsergebnissen zur Positiven Psychologie von Ed Diener:

1. stabile soziale Beziehungen,
2. Extraversion,
3. nicht in Armut zu leben,
4. in einer Partnerschaft zu leben,
5. eine neugierig-optimistische Haltung,
6. Spiritualität, Religiosität bzw. Lebenssinn,
7. Fortschritte in der Verfolgung sinnvoller Ziele,
8. in einem Land mit einem stabilen demokratischen System zu leben.

Oft wird uns der Wert sozialer Beziehungen erst in Krisenzeiten bewusst, wenn andere Dinge, die uns immer wichtiger waren, plötzlich an Bedeutung verlieren. Zwischenmenschliche Beziehungen fördern nicht nur Wohlbefinden und körperliche Gesundheit, sie hängen statistisch auch mit einem längeren Leben zusammen. In der Traumaforschung zeigen viele Studien, dass das Vorhandensein tragfähiger sozialer Beziehungen der wichtigste Prognosefaktor für die Überwindung eines Traumas ist. Menschen mit stabilen sozialen Beziehungen entwickeln nach einem Trauma seltener psychische Symptome wie z. B. eine Posttraumatische Belastungsstörung als Menschen mit weniger stabilen sozialen Beziehungen. Auch aus der Psychoonkologie gibt es inzwischen unzählige Studien, die zeigen, dass gute soziale Beziehungen einen entscheidenden Einfluss auf den Krankheitsverlauf haben.

▸ 6.5 Engagement

Das Problem ist, dass wir aber gerade in Krisenzeiten eher die Tendenz haben, uns von anderen Menschen zurückzuziehen, vielleicht auch, sie »vor den Kopf zu stoßen«. Hier spielt dann die Qualität der Beziehungen eine besondere Rolle: Wenn sie gut ist, hält sie auch einen solchen Rückzug aus, er führt nicht zum Beziehungsabbruch. Vielleicht haben wir auch eine Scheu, auf andere Menschen zuzugehen aus Angst vor Zurückweisung oder Verletzungen, wenn wir in unserem bisherigen Leben schlechte Erfahrungen gemacht haben. Aber selbst wenn dies der Fall ist, lohnt es sich, zumindest erste kleine Schritte zu wagen. Mark Twain sagt: »Heute in zwanzig Jahren wirst du mehr enttäuscht sein über die Dinge, die du versäumt hast, als über die, die du getan hast.«

Auch ein soziales Engagement außerhalb unseres direkten sozialen Umfelds hat nachgewiesenermaßen positive Auswirkungen auf unser Leben, selbst wenn wir nicht mit unmittelbaren »emotionalen Zinsen« etwa durch Dankbarkeit oder direkten Kontakt rechnen können. Neuere Forschungen zeigen, dass großzügige Menschen nicht nur zufriedener sind und weniger Stress verspüren, sondern sogar länger leben als Egoisten. Sonja Lyubomirsky fand in ihren Forschungen heraus, dass fünf »gute Taten« in der Woche optimal sind. Dabei ist es besonders hilfreich, wenn sie an einem Tag geschehen. Dabei kann es sich durchaus um Kleinigkeiten handeln, etwa einer Nachbarin den Einkauf in die Wohnung tragen oder den Rasen mähen.

Stefan Klein schreibt in seinem Buch »Vom Sinn des Gebens«, dass Empathie und großzügiges, hilfsbereites Verhalten im Gehirn Prozesse anregen, die Lustgefühle, Vertrauen und die Beruhigung des Stresssystems bewirken und außerdem eine antidepressive Wirkung haben. Klein vermutet, dass vielleicht auch die Tatsache, dass Frauen länger leben als Männer, mit deren Fürsorge für die Kinder verbunden sein könnte. Er führt an, dass dies auch bei den meisten Affenarten der Fall ist, allerdings mit Ausnahmen: Bei einer südamerikanischen Affenart, bei der sich die Männchen intensiv um den Nachwuchs kümmern, während die Weibchen diesen nur säugen, leben die Männchen länger. Körperkontakt setzt viele Botenstoffe und Hormone frei, die angstlösend und beruhigend wirken, ein Effekt, den wir schon als Kinder erlebten, wenn wir Angst hatten und dann in den Arm genommen und gestreichelt wurden. Eines dieser Hormone ist Oxytocin. Am intensivsten wird Oxytocin beim Stillen und beim Orgasmus ausgeschüttet. Oxytocin fördert auch Vertrauen. Wenn man Versuchspersonen Oxytocin in die Nase sprüht, sind sie bereit, in einem Spiel, das Vertrauen in die Mitspieler voraussetzt, höhere Geldsummen zu riskieren.

»Geben ist seliger denn nehmen.« Wer von uns kennt diesen Spruch nicht aus seiner Kindheit? So richtig konnten wir dem nicht zustimmen, z. B. wenn wir unseren Geschwistern etwas von dem abgeben sollten, das wir eigentlich lieber selber behalten hätten. Und dennoch: Dass Geben sowohl das eigene Wohlbefinden als auch die eigene Gesundheit fördert, zeigen wissenschaftliche Studien, wie schon gesagt. Was wir geben, können wir selbst bestimmen, aber nicht, was wir bekommen. Vielleicht spielt dies dabei eine Rolle. Aber auch das Nehmen ist »selig«, wenn es mit Dankbarkeit und aus einem Gefühl von Verbundenheit geschieht. Dankbarkeitsbezeugungen führen ebenfalls nachweislich nicht nur zu besserem psychischen Wohlbefinden, sondern sogar zu besserer Gesundheit und mehr Energie. Dankbarkeitsübungen führten außerdem bei Menschen mit einer neuromuskulären Krankheit zur Verringerung von Erschöpfungszuständen und Schmerzen. Martin Seligman (Sie erinnern sich, er entwickelte als Depressionsforscher das sog. Konzept der erlernten Hilflosigkeit und zählt zu den Begründern der Fachrichtung Positive Psychologie) schlägt einen »Dankbarkeitsbesuch« oder einen »Dankbarkeitsbrief« vor für einen Menschen, dem wir in unserem Leben für etwas dankbar sind, vielleicht einer Lehrerin, einem Kollegen, seiner Tante. Der positive Effekt eines solchen Besuchs hielt immerhin drei Monate an.

Vielleicht spielen für die positiven Effekte sozialer Interaktionen auch die berühmten »Spiegelneurone« in unserem Ge-

▸ 6.5 Engagement

hirn eine Rolle: Wenn wir miterleben, wie einem Menschen oder einem Tier z. B. Schmerzen zugefügt werden, aktiviert dies in unserem eigenen Gehirn die Schmerzzentren. Genauso funktioniert es mit positiven Emotionen oder mit Bewegungen. Die Ausgelassenheit eines spielenden Kindes oder kleinen Hundes zu erleben, die Freude eines Beschenkten zu spüren oder zu erleben, dass jemand weniger leidet, wenn wir ihm helfen, rufen in unserem Gehirn und damit unserem Körper vergleichbare Reaktionen hervor, wie wenn wir es selbst erleben würden. Deshalb sollten wir auch darauf achten, womit wir uns beschäftigen, z. B. auch, welche Filme wir sehen. Umgekehrt wirken auch unsere eigene Haltung und unser Ausdruck von Emotionen etc. unmittelbar auf die Menschen, mit denen wir umgehen: Wenn wir ständig mit einem missmutigen Gesicht herumlaufen, löst dies auch bei anderen dieselben Gefühle aus.

Nach Martin Seligman sind die drei Grundkomponenten des Glücks *Bedeutung*, *Freude* und *Engagement*. Engagement kann heißen, sich einer Tätigkeit ganz hinzugeben und das berühmte »Flow-Gefühl« zu erleben, wie es der Psychologe Mihaly Csikszentmihalyi nennt.

Jeder Mensch hat in seinem Leben schon solche Flow-Erlebnisse gehabt. Flow beschreibt ein Gefühl des völligen Präsent-Seins, des völligen Eins-Seins mit dem Geschehen und dem eigenen Tun in diesem Moment. Ein Zustand, in dem man etwas tut, das als solches befriedigend ist und nicht nur einem Zweck dient, ein Zustand, bei dem man leicht auch die die Zeit vergisst nach dem Motto: Stunden vergehen in Minuten. Vielleicht beobachten Sie einmal Kinder, die hingebungsvoll am Strand Sandburgen bauen.

Flow-Gefühle müssen nicht immer durchgehend mit angenehmen Erfahrungen verbunden sein. Oft ist eine solche Tätigkeit auch zeitweise mühsam und mit enormen Anstrengungen verbunden. Aber letztlich ist nicht nur das Erreichen eines Ziels wichtig, auch der Prozess selbst muss Spaß machen. Der Weg wird dabei oft als Herausforderung erlebt. Voraussetzung ist auch, weder unter- noch überfordert zu sein. So kann jeder Augenblick als Gelegenheit zum Flow, als Möglichkeit des vollkommenen Präsentseins genutzt werden. Voraussetzung sind nach Csikszentmihalyi auch ein klares gedankliches Ziel und eine klare Richtung einer Aktivität, dabei nicht abgelenkt und mit ganzem Herzen bei einer Sache zu sein. Er sagt: »Es ist niemals leicht, Kontrolle über das Leben zu gewinnen, und manchmal ist es sogar eindeutig schmerzhaft. Doch auf längere Sicht geben optimale Erfahrungen einem ein Gefühl von Kontrolle über sich selbst – vielleicht besser ein Gefühl, teilzuhaben an der Festlegung dessen, was den Sinn des Lebens ausmacht – und das ist dem, was wir gewöhnlich unter Glück verstehen, so nahe, wie man ihm jemals gelangen kann« (Csikszentmihalyi 2004, S. 16).

Csikszentmihalyi hat in seinen Studien acht Hauptkomponenten identifiziert:
1. sich einer Aufgabe gewachsen fühlen
2. die Fähigkeit zur Konzentration
3. deutliche Ziele einer Aufgabe
4. unmittelbare Rückmeldungen
5. die Handlungen erfolgen mit Hingabe
6. das Ausführen der Tätigkeit vermittelt ein Gefühl der Kontrolle
7. die Sorgen um das Selbst verschwinden bei gleichzeitiger Stärkung des Selbstgefühls nach Flow-Erfahrungen
8. das Gefühl für Zeitabläufe ändert sich: Stunden vergehen wie Minuten.

»Die Kombination dieser Bestandteile ruft ein tiefes Gefühl von Freude hervor, welches so lohnend ist, dass man bereit ist, viel Energie dafür aufzuwenden, um es immer wieder zu erleben« (Csikszentmihalyi 2004, S. 74).

Zum Schluss: Vier Fragen zur Selbstreflexion:
➜ Für welche sozialen Beziehungen, die ich zu sehr für selbstverständlich halte, sollte ich mehr tun?

- Habe ich die Tendenz, mich in Krisenzeiten eher von anderen Menschen zurückzuziehen? Wem könnte ich mich mehr öffnen?
- Welchen Menschen in meinem Leben bin ich dankbar? Wie könnte ich diese Dankbarkeit ausdrücken?
- Wie kann ich für mehr »Flow-Erfahrungen« in meinem Alltag sorgen?

6.6 Neues entdecken

Traue lieber deinen Erfahrungen
als deinen Erwartungen

Zu Beginn zwei Fragen zur Selbstreflexion:
- Zu welchen Zeiten in meinem Leben habe ich besonders das Gefühl gehabt, Neues zu entdecken?
- Neues entdecken bedeutet für mich momentan ...?

Wir haben im vorigen Kapitel gezeigt, dass nach den Forschungsergebnissen der Positiven Psychologie eine neugierig-optimistische Haltung zu den Faktoren gehört, die zu mehr Glück und Lebenszufriedenheit führen. Kinder haben einen natürlichen Impuls, Neues zu entdecken, auszuprobieren und zu wagen, auch wenn sie dabei manchmal »auf die Nase« fallen. Diese natürliche Entdeckerfreude und Neugier ist die Basis für Entwicklung. Voraussetzung, dass diese Neugier erhalten bleibt, ist ein Grundgefühl von Geborgenheit und Anerkennung. Im Leben jedoch wird dieses Grundgefühl häufig erschüttert (meist auch schon in der Schule), sodass wir später solche »Wagnisse« eher scheuen und wir uns auf scheinbar Sicheres und Bekanntes zurückziehen.

Diesen »Schatz« wieder auszugraben, wieder Zugang zu dieser »kindlichen«, unvoreingenommenen Entdeckerfreude zu gewinnen, ist nicht einfach, aber lohnend.

Alle bisherigen im Gehirn und Körper verankerten Lebenserfahrungen, die positiven wie auch die belastenden, prägen auch die Erwartungen, mit denen ich in bekannte und unbekannte Situationen hineingehe. Wenn ich also etwas ändern will, etwas Neues wagen will, kann dies nur geschehen, wenn es bereits an »gebahnte« Erfahrungen anknüpft, das heißt an die bisherigen neuronalen Verbindungen »anbaut«.

Neues zu entdecken gelingt leichter, wenn wir im Kontakt mit unseren subjektiven und objektiven Ressourcen sind. Dabei ist die grundlegende Erwartung, dass es überhaupt und stetig etwas aus der Quelle der individuellen Kernressourcen im Leben eines jeden Menschen zu schöpfen gibt, hilfreich.

Dazu möchten wir den Satz eines buddhistischen Lehrers erwähnen: »Wenn du auf der Suche nach einem Tiger bist, musst du dich nicht wundern, wenn du einen triffst.« In unserem Kontext kann das auch bedeuten: Wenn du auf der Suche nach einem »Ressourcen-Schatz« bist, dann musst du dich nicht wundern, wenn du einen findest.

Vielleicht haben Sie auch einmal von der Metapher gehört: »Das ist nur die Spitze des Eisberges, die man sieht.« Damit ist meistens implizit auch eine Mahnung verbunden im Sinne von: »Pass bloß auf, in der nicht sichtbaren Tiefe lauern noch Hindernisse oder verborgene Gefahren.« So gestimmt wagt man nicht gerne Neues. Hat man jedoch das Bild eines Ressourcen-Schatzes, der in der Tiefe verborgen liegt, dann werden Neugierde, Faszination und Begeisterung geweckt. Ähnlich urteilen wir auch vorschnell über Menschen, wenn uns deren Verhalten nicht nachvollziehbar ist. Im Sinne des Eisbergs könnte das bedeuten, dass wir unter der Oberfläche Negatives oder Unkalkulierbares erwarten. Ein ähnliches Bild sind auch die »berühmten Leichen im Keller« oder das, was wir »unter den Teppich kehren«.

Stellen Sie sich hingegen einmal folgendes Bild zum Blick in die Tiefe vor: Jeder Mensch beherbergt unter der Oberfläche einen verborgenen Schatz, der sich nur erschließt, wenn man sich ihm offen und interessiert zuwendet. Als Gegenbild zu dem Eis-

▶ 6.6 Neues entdecken

berg bietet sich das Bild einer verborgenen Stadt an, die unter der Erde liegt, ähnlich dem Weltkulturerbe Derinkuyu im zentralanatolischen Hochland. Kuyu bedeutet tiefer Brunnen, und aus einem Brunnen können wir bekanntlich etwas schöpfen. Wasser ist das Elexier des Lebens und steht für Erneuerung und Reinigung.

Kuyu kann so zu einem Motto werden, etwas Unbekanntes zu entdecken, etwas Neues ans Licht zu bringen und sich für neue Perspektiven zu öffnen.

Nehmen Sie sich einmal einen »Kuyu-Tag« vor:

1. Nach dem Aufwachen beginnen Sie den Tag mit dem Gedanken »alles ist gut«.
2. Sie freuen sich darauf, heute neue Erfahrungen im Umgang mit sich und mit den Menschen in Ihrer Umgebung zu machen.
3. Schon am Frühstückstisch oder bei der ersten Begegnung mit Ihrer Familie, Ihrer PartnerIn oder Ihrem Haustier versuchen Sie nur das wahrzunehmen, was Sie an diesen mögen. Wenn Sie allein sind, beziehen Sie dies einfach auf sich. Wenn Ihnen etwas auffällt, das Sie nicht mögen, stellen Sie sich vor, dass es dafür gute Gründe gibt, die Sie bisher vielleicht noch nicht entdeckt haben.
4. In dieser Weise geht ihr Kuyu-Tag weiter. Am Arbeitsplatz oder im Umgang mit anderen Menschen verhalten Sie sich ausgesprochen freundlich und aufmerksam, besonders auch gegenüber Menschen, die Sie nicht leiden können. Wie fühlt sich das an? Welche Erfahrungen machen Sie? Es geht dabei um ein Experiment und nicht um Heuchelei.
5. Während eines solchen Tages können Sie auch einmal besonders freundlich und wohlwollend zu sich sein und spüren, was es bei Ihnen für »Schätze« auszugraben gibt. Machen Sie sich und auch anderen ruhig auch einmal Komplimente. Denken Sie daran: »Eigenlob stärkt.« Sie können auch einmal einen Dankbarkeitsbrief an sich selbst schreiben und diesen vielleicht auch abschicken.
6. Am Abend spüren Sie noch einmal, woran Sie gemerkt haben, dass Sie heute auf Schatzsuche waren.

Im Alltag kleine, neue Erfahrungen einstreuen, damit können Sie sofort beginnen:
Gehen oder fahren Sie einmal auf einem anderen Weg nach Hause. Dabei versuchen Sie, drei Dinge zu entdecken, die Sie interessant finden. Spüren Sie, wie es ist, eine Routine-Alltagshandlung ganz bewusst zu verändern.

Im Urlaub erleben wir Neues, selbst wenn wir an vertraute Orte fahren, dann entdecken wir vielleicht, was sich seit dem letzten Mal alles geändert hat. Vielleicht nehmen wir uns auch ganz bewusst vor, etwas Neues zu entdecken oder etwas Vertrautes wieder aufzusuchen. Das Leben gestaltet sich durch Unterschiede, auch wenn wir diese nicht bewusst registrieren.

Die folgende Übung soll Sie einmal dazu einladen, bewusst zu spüren, wie sich die gegenwärtige Stimmung ändern kann, wenn wir in unserer Vorstellung unterwegs sind und dabei auf unserem Weg auf eine Brücke treffen und diese überqueren. Das kann eine Brücke in einer Stadt sein, z. B. in San Francisco, Venedig, Prag oder auch in dem Ort, in dem Sie wohnen. Es kann aber auch eine Brücke in der Natur sein, die über einen Fluss oder einen Bach führt, oder aber es ist eine Brücke, die nur in Ihrer Fantasie existiert. Auch die Konstruktion von Brücken kann sehr verschieden sein, je nach den Erfordernissen und den vorhandenen Möglichkeiten. Brücken verbinden. Das Motiv der Brücke lädt z. B. dazu ein zu spüren, was man hinter sich lassen möchte oder was man mit auf die andere Seite der Brücke nehmen will.

Wir haben diese Übung für das Thema »Neues entdecken« entwickelt, um Sie für einen Perspektivenwechsel zu motivieren. Wenn Sie sich in Gedanken auf diesen Erfahrungsweg begeben, dann erlauben Sie sich, diesen in Ihrer Fantasie »spielerisch« zu gestalten. Damit ist gemeint, dass Sie auch einmal hinspüren können, welche Art von Brückenmotiv gut zu Ihrem momentanen Erfahrungsweg passt. Falls Sie im Moment eher Geborgenheit und Sicherheit brauchen, dann gestalten Sie sich in Ihrer Vorstellung genau einen Rahmen, der diesem Wunsch Raum

▸ 6.6 Neues entdecken

lässt. Es ist wichtig, dass Sie die Übungen in diesem Buch so gestalten, wie es für Sie hilfreich und gut ist.

Imaginationsanleitung: Über eine Brücke gehen

Zu Beginn machen Sie es sich bequem und stellen sich darauf ein, etwas Zeit zu haben. Sie entspannen sich in einer für Sie angenehmen Weise. Jetzt stellen Sie sich bitte einmal vor, dass Sie unterwegs sind in einer vertrauten Landschaft oder in einer Stadt oder auch in einer frei erfundenen Umgebung. Möglicherweise haben Sie spontan Ideen dazu. Sie sollten sich einen Weg in Ihrer Vorstellung jedenfalls so gestalten, dass Sie sich dort gerne aufhalten. Spüren Sie jetzt, was um Sie herum alles ist. Nehmen Sie sich Zeit zum Innehalten. Spüren Sie einmal, welchen Erfahrungen auf diesem Weg Sie ihre ungeteilte, vollkommene Aufmerksamkeit schenken möchten. Was spüren Sie wirklich jetzt in diesem Augenblick? Sie schauen sich in Gedanken ein wenig um, und dann sehen Sie eine Brücke. Sie betrachten die Brücke und überlegen, wo Sie wohl hinführen könnte. Sie nehmen sich Zeit und achten ganz sorgsam auf das, was Sie erleben.

Sie betrachten die Brücke zuerst noch aus der Ferne und gehen dann auf sie zu. Dort angekommen, beschäftigen Sie sich damit, was es wohl auf der anderen Seite der Brücke zu entdecken gibt. Daraufhin beschließen Sie, auf die Brücke zu gehen. Sie drehen sich noch mal um und registrieren, was Sie jetzt hinter sich lassen (wollen). Sie spüren dabei die Energie, die damit verbunden ist. Ist es Erleichterung, ist es Wehmut, ist es Vertrautes, ist es Angst ...? Was auch immer Sie hinter sich lassen, spüren Sie den gegenwärtigen Moment. Das können Sie unterstützen, indem Sie einmal darauf achten, was Sie im Augenblick fühlen. Ist es die Neugier, ist es die Ungewissheit, was am anderen Ufer wohl sein mag, oder ist es Freude auf das, was auf der anderen Seite der Brücke auf Sie wartet, oder Erleichterung, etwas hinter sich lassen zu können? Probieren Sie einmal aus, welche Erwartungshaltung welche Gefühle mit sich bringt. Experimentieren Sie einmal etwas damit.

Beschäftigen Sie sich dann im nächsten Schritt damit, was Sie gerne auf der anderen Seite der Brücke erleben wollen. Sie können sich dabei auch überlegen, ob Sie dort allein sind oder in Begleitung. Achten Sie dabei darauf, dass Sie diese innere Welt so ausgestalten, dass Sie sich unterstützt und gestärkt fühlen. Vielleicht achten Sie auch einmal ganz bewusst darauf, welche Blockaden Sie daran hindern, neue Schritte zu wagen. Nutzen Sie die Brücke, um Zugang zu neuen Erfahrungen zu bekommen, zu Erfahrungen, die Sie im Moment gut gebrauchen können. Es entsteht ein Erfahrungsraum, der Ihnen verschiedene Möglichkeiten eröffnet. Sie nehmen wahr, was Sie auf der anderen Seite der Brücke erfreuen könnte. Sie können alles so verändern, wie es gut für Sie ist. Sie machen sich Schritt für Schritt damit vertraut, wie es ist, die Regie zu übernehmen für das, was auf der anderen Seite auf Sie wartet. Sie können diese Möglichkeiten einmal in Ihrer Fantasie ausgestalten. Spüren Sie dabei achtsam, wie es sich anfühlt, wenn Sie voller Neugier und Entdeckerfreude sich unvoreingenommen mit aller Offenheit auf neue Erfahrungsräume einlassen. Welche Kraftquellen tun sich da auf? Sie spüren dabei, was sich für Ihr Leben, für Ihre momentane Lebenssituation passend und gut anfühlt. Zum Abschluss der Übung lesen Sie bitte das Zitat von Meister Eckhart und spüren Sie dabei, welche Freiräume sich dabei auftun:

»Die wichtigste Stunde ist immer die Gegenwart, der bedeutendste Mensch ist immer derjenige, der einem in diesem Augenblick gegenübersteht, das notwendigste Werk ist stets die Liebe.« (Meister Eckhart, Theologe und Philosoph, geboren 1260, gestorben 1328)

Zum Schluss: Drei Fragen zur Selbstreflexion:
➜ Was könnte ich als erstes tun, um jetzt Neues zu entdecken?
➜ Was hindert mich daran, Neues zu wagen?
➜ Was hilft mir dabei, Neues zu wagen?

6.7 Aktiv werden

»Tu doch ganz einfach das, was Dir Dein Herz sagt«.
Königin Luise von Preußen

Zu Beginn: Drei Fragen zur Selbstreflexion:
➜ In welchen Bereichen bin ich aktiv?
➜ Wenn ich mir einen typischen Tagesablauf vorstelle, wie oft mache ich Dinge, die ich wirklich tun will?
➜ Welche Zeiten gibt es in meinem Leben, in denen ich mich sehr aktiv gefühlt habe?

»Gib mir den Mut, die Dinge zu ändern,
die ich ändern kann,
die Gelassenheit, die Dinge hinzunehmen,
die ich nicht ändern kann,
und die Weisheit,
das eine vom anderen zu unterscheiden.«

Dieser Satz aus dem »Gelassenheitsgebet der Anonymen Alkoholiker« ist leichter gesagt als wirklich getan. Besonders in Zeiten großer Belastung fällt es uns schwer, selbst Dinge aktiv anzupacken, die vielleicht sinnvoll und wichtig wären. Trotzdem soll der Satz von Erich Kästner: »Es gibt nichts Gutes – außer man tut es!« Sie dabei unterstützen, aktiv zu werden. Dieses Buch gibt sehr unterschiedliche Impulse. Es kommt darauf an, diese entsprechend der eigenen Lebenssituation auszuwählen und gegebenenfalls zu modifizieren. *Wissen in Handeln wandeln,* um diese Kombination geht es jetzt besonders bei dem Motto aktiv werden!

Es ist besonders wichtig, dass Sie sich auch immer wieder plausibel machen, warum z. B. die Arbeit mit positiven Gefühlen dabei so sinnvoll sein kann. Wenn man in einem psychischen Ausnahmezustand ist, dann ist es besonders wichtig, das Gefühl haben zu können, sich selbst ernst zu nehmen und sich auch von anderen Menschen ernst genommen und wertgeschätzt fühlen zu können.

Sensibilisierende Techniken, wie zum Beispiel die so genannte Zitronenimagination oder die Übung »Was kann ich gut, was macht mir Freude«, können anschaulich und erfahrbar machen, dass allein bildhaft vorgestellte Situationen unterschiedliche emotionale und körperliche Prozesse auslösen und dass es daher wichtig und möglich ist, auf diese Prozesse Einfluss zu nehmen.

Doch viel bedeutsamer sind die eigene Haltung und Authentizität im Umgang mit sich und mit anderen Menschen, besonders, wenn Sie im Hochstressbereich »überdreht« oder »wie abgeschaltet, kaum da« sind. In solchen Zeiten sollte man sich auch einen »Bonus« zugestehen. Krisenzeiten sind Ausnahmezeiten. Luise Reddemann, die Begründerin der ressourcenorientierten Psychodynamisch Imaginativen Traumatherapie (PITT), betont, wie wichtig es dabei auch immer ist, das Leid und den Schmerz anzuerkennen. In dem Buch »Ressourcenorientierte Psychoonkologie – Psyche und Körper ermutigen« schreibt sie »Vom Umgang mit eigenem Schmerz in der Begleitung von Schwerkranken«. Daraus folgende Zitate: »Es gibt Situationen, da besteht der Trost in der Hingabe an die Ungetröstetheit und Untröstlichkeit ... Annehmen heißt nicht dramatisieren. Alles, was uns ein Gefühl von Geborgenheit vermittelt, hilft gegen das Dramatisieren ... Man kann sich öffnen für innere Pendelbewegungen, die dazu führen, dass wir ein Empfinden für die Fülle des Lebens entwickeln können mit allem, was dazugehört.«

Zu den Pendelbewegungen gehört auch die bewusste Aktivierung von positiven Gefühlen angesichts von Angst, Schmerz oder anderen belastenden Erfahrungen. Wie wir in den einleitenden Kapiteln aufgezeigt haben, ist es für eine gelungene Krisen- und Angstbewältigung wichtig, auf Hoffnung und Zuversicht vertrauen zu können, statt sich von Gefühlen der Ohnmacht und des Ausgeliefertseins überflutet zu fühlen.

»*Change your activities, not your circumstances*« – Verändere absichtlich ganz alltägliche Aktivitäten, Denk- und Verhaltensweisen, nicht deine Lebensumstände. Denn auf unsere Lebensumstände haben wir ja nur begrenzt Einfluss. Auf die

▸ 6.7 Aktiv werden

Empfehlung von Sonja Lyubomirsky haben wir bereits im Kapitel 5 »Kraft aus der Kraft« hingewiesen. Oftmals sind es nur kleine Schritte, die aber konsequent durchgeführt dazu beitragen, insgesamt authentischer leben zu können.

An dieser Stelle zunächst folgender alltagstauglicher Tipp:

Sorgen Sie für
→ gesunde Ernährung,
→ ausreichende körperliche Bewegung
→ und stärkende Gedanken!

Das sind drei Bereiche, auf die jeder Mensch unmittelbar Einfluss nehmen kann.

Dass der Lebensstil nachweislich großen Einfluss auf unsere Gesundheit, z. B. Einfluss auf die Entstehung von Herz-Kreislauf- und bestimmte Krebserkrankungen, hat, ist inzwischen bekannt. Doch besonders in Belastungssituationen und in Stressphasen des Lebens wird beispielsweise viel zu wenig auf eine gesunde Ernährung geachtet. Viel zu oft wird das alltägliche Verhalten an kurzfristigen Konsequenzen ausgerichtet, anstatt auf längerfristige Konsequenzen zu achten, z. B. ein Croissant hier, ein Stückchen Kuchen nebenbei, der Cappuccino im Stehen. Es sollte noch viel stärker ein allgemeines Bewusstsein dafür entstehen, wie man mithilfe einer *ausgewogenen Ernährung* auch das psychische Wohlbefinden stärken kann. Probieren Sie doch einmal aus, sich mit Menschen aus Ihrem Umfeld über Nahrungsmittel, Rezepte oder Kochbücher auszutauschen, die Freude machen und im Sinne einer gesunden Ernährung guttun. Vielleicht haben Sie ja auch einmal Lust, ein neues Rezept auszuprobieren oder lustvoll auf dem Markt frische Lebensmittel auszuwählen. Es geht darum, alle Sinne aktiv mit einzubeziehen.

Wie viel ist ausreichende körperliche Bewegung?
Immerhin haben laut aktuellem Ernährungsbericht der Deut-

schen Gesellschaft für Ernährung etwa 68% der Männer und 50% der Frauen in Deutschland Übergewicht. Das hat großen Einfluss auf die Gesundheit, das Risiko für Herz-Kreislauf- und einige Krebserkrankungen ist deutlich erhöht. Hätten Sie gedacht, dass Männer in allen Altersgruppen übergewichtiger als Frauen sind? Es lohnt sich, aktiv zu werden, denn immerhin verringern bereits regelmäßige körperliche Aktivitäten (drei- bis fünfmal in der Woche, jeweils mindestens 30 Minuten) das Erkrankungsrisiko erheblich. Bewegung reguliert außerdem die Stresshormone.

Von der *stärkenden Kraft der Gedanken* haben wir ja bereits vielfach gesprochen. Denken Sie z. B. an die Geschichte mit dem Wolf im Kapitel 6: TRUST – and go! Welcher Wolf gewinnt? Der, den du fütterst! Denn auch positive Gefühle verflüchtigen sich, wenn man sie nicht nährt. Die Schulung der Gedanken muss kultiviert werden, ähnlich wie ein Acker, der nur dann einen Ertrag bringt, wenn er gehegt und gepflegt wird.

»*Use it or loose it*« – dieser inzwischen berühmt gewordene Satz aus der Neurobiologie bedeutet: Die »Ressourcennetzwerke« im Gehirn müssen ständig »benutzt« und damit stabilisiert werden, sonst verkümmern sie. Oder: Von nix kommt nix.

Ein Beispiel für die Wirkkraft einer kurzen, aber regelmäßig durchgeführten Achtsamkeitsübung zeigt folgende Studie. Etwa 200 Freiwillige eines IT-Unternehmens in den USA nahmen an einem Meditationskurs teil. Sie wurden per Münzwurf zufällig in eine Versuchs- und in eine Kontrollwartegruppe eingeteilt. In der Versuchsgruppe wurde wöchentlich etwa 80-90 Minuten meditiert. Bereits nach drei Monaten verbesserten sich die Versuchspersonen derart, dass sie eine höhere Aufmerksamkeit für die Gegenwart zeigten, optimistischer waren, mehr Sinn im Leben empfanden, mehr Vertrauen und Liebe in nahen Beziehungen fühlten und auch körperlich gesünder waren. Bei der Kontrollgruppe (Wartegruppe) änderte sich in der gleichen Zeit hingegen nichts Wesentliches.

▸ 6.7 Aktiv werden

Positive Erfahrungen archivieren

Barbara Frederickson, die auch zu den PionierInnen der Positiven Psychologie gehört, empfiehlt zur aktiven Ressourcenstärkung: »Legen Sie Fotoalben des Glücks an«. Diese Erinnerungsmappen sollte man für verschiedene positive Gefühle zusammenstellen, z. B. für Freude:

➜ In welchen Situationen habe ich mich sicher und entspannt gefühlt?
➜ Wann lief alles so, wie ich es mir erträumt hatte?
➜ Wann lief alles noch besser, als ich es mir erträumt hatte?
➜ In welchen Momenten war ich so froh, dass ich vor Freude lächeln musste?

Solche Fotoalben, bzw. Erinnerungsmappen kann man auch für andere positive Gefühle anlegen, etwa für Stolz, Erfolge, runde Geburtstage oder auch für schöne Reisen.

Sie können sich auch eine Sammlung von Postkarten anlegen, die wohltuende Erfahrungen oder positive Assoziationen anregen.

TRUST-Karten: Einen anderen Weg zur Aktivierung individueller Ressourcen-Netzwerke eröffnen die TRUST-Karten (www.trustandgo.de). 50 Karten geben Impulse zu unterschiedlichen Themen, wie z. B. Kraft, Vertrauen, Mut, Offenheit, Geborgenheit. Die angeregten Assoziationen tragen dazu bei, gewohnte Denk-Schemata zu verändern. Es werden unerwartete »ego states« angesprochen. Dadurch kommt es zu einer Erweiterung des Erlebens, und es können sich neue Erfahrungsmuster herausbilden. Durch die regelmäßige Beschäftigung mit den TRUST-Karten wird außerdem eine Ressourcenperspektive induziert: Im Sinne der »Broaden-and-Build Theory« wird der Blick weiter, und durch die kontinuierliche Aktivierung der entsprechenden Netzwerke kann das psychische und physische Wohlbefinden nachhaltig gestärkt werden. Die TRUST-Karten werden auch von PsychotherapeutInnen und anderen Berufsgruppen verwendet, so z. B. auch auf Intensivstationen, im Hospiz oder auch als Impuls für einen erfolgreichen Arbeitstag.

Ihre Ressourcen fördern Sie auch, indem Sie sich bestimmte Rituale zulegen, beispielsweise indem Sie sich jeden Abend fragen: »Welche drei Dinge sind mir heute gelungen?« oder »Worüber habe ich mich heute gefreut?«, oder sich regelmäßig ein Kompliment machen. Wir kennen ja alle den Ausspruch »Eigenlob stinkt«. Dies ist falsch. Es muss heißen: »Eigenlob stärkt.«

Haben Sie schon einmal darüber nachgedacht, wie viele Sekunden jeder Tag hat? Es sind 86400! Diese andere Perspektive auf einen Tag kann ebenfalls dazu beitragen, achtsamer mit dem Potenzial eines Tages umzugehen. Aber auch wenn die Zukunft z. B. durch eine lebensbedrohliche Erkrankung begrenzt ist, kann dieser Blick auf den gegenwärtigen Moment hilfreich sein. Davon zeugt folgendes Gedicht einer Patientin, die trotz des Fortschreitens ihrer Brustkrebserkrankung – oder besser gesagt aufgrund ihrer Erkrankung – bewusster die Möglichkeiten ihres Lebens wahrnimmt und auslebt.

Sie schreibt dazu: »Das Gedicht enthält mehr oder weniger verklausuliert einige Erlebnisse aus den zurückliegenden Tagen, insgesamt geht es mir momentan recht gut. Nächste Woche werde ich meine Schwester in Leipzig besuchen. Mein achtjähriger Neffe hat Herbstferien und wir werden Zeit für gemeinsame Unternehmungen, lesen, spielen oder ??????? haben.
Liebe Grüße – cc«

86400 (II)

Über den eigenen Schatten springen
und sich über sich selber wundern,
sich freuen,
bewegt, bis dass einem die Tränen in die Augen steigen.
Erwartungsfreude – auf ein Klavierkonzert
sich Zeit nehmen für gespielte Musik

Ausstellungseröffnung
Roter Wein auf leeren Magen
abfedern mit Brot.

▸ 6.7 Aktiv werden

*Kurze Gespräche mit Fremden,
dann wieder verweilen.
Unvermittelt die Idee,
sich zeichnen zu lassen
Kurz
Die ersten Striche durch die halbdurchsichtige Folie
fühlen sich wie Berührungen auf der Haut an,
wohliges Empfinden, das dazu kribbelt und kitzelt.
Das Ganze macht stolz und satt – die lässige Figur,
Weinglas in der Hand,*

*Der Wein bricht das Eis,
ich habe Glück. »Komm vorbei, sind gerade nach Hause gekommen.«
Später dann Videoabend.
Der Alkohol löst die Zunge und die gute Erziehung.
Sich über sich selber wundern,
die ausgelassene Stimmung genießen
in der Höhle des Löwen,
um den ich so gern herumtanze,
weil mein Herz mich dazu drängt.*
cc

Vielleicht spüren Sie, dass es beim Aktivwerden nicht nur darum geht, die Realität wirklich zu ändern, sondern auch darum, wie wir die Realität wahrnehmen.

»Forschen Sie jetzt nicht nach den Antworten, die Ihnen nicht gegeben werden können, weil Sie sie nicht leben könnten. Und es handelt sich darum, alles zu leben. Leben Sie jetzt die Fragen. Vielleicht leben Sie dann allmählich, ohne es zu merken, eines fernen Tages in die Antwort hinein.«

Rainer Maria Rilke

Zum Schluss: Drei Fragen zur Selbstreflexion:
- Was könnte für mich der erste, kleinstmögliche Schritt sein, aktiv zu werden?
- Welche drei Dinge fallen mir ein, die ich einmal nicht tun sollte?
- In welchen Bereichen möchte ich wirklich aktiv werden?

6.8 Bewertungen ändern

*»Es gibt kaum hoffnungslose Situationen,
solange man sie nicht als solche akzeptiert.«*
Willy Brandt

Zu Beginn: Zwei Fragen zur Selbstreflexion:
- Welche eingefahrenen Bewertungen und Urteile über mich selbst, über andere Menschen oder über »die Welt« kenne ich von mir?
- Woran hindern mich solche eingefahrenen Bewertungen, Urteile und Erwartungen?

Unsere Wahrnehmung und Bewertung einer Situation und auch unsere Reaktionen werden meist weniger durch die reale Situation bestimmt, als durch unsere Erwartungen und unsere subjektive Wahrnehmung und Interpretation der Situation.

Wir alle haben im Laufe unseres Lebens bestimmte Konzepte darüber entwickelt, wie die Welt ist, wie wir selbst sind und wie die Menschen sind, mit denen wir es zu tun haben. Das ist auch gut so. Es erleichtert uns die Orientierung im Alltag. Wir müssen nicht jedes Mal darüber nachdenken, wenn wir etwas tun, etwas planen, mit anderen Menschen in Verbindung treten. Es gibt auch Sicherheit: Wir können meist ganz gut vorhersagen, was geschehen wird oder wie andere Menschen reagieren werden.

Diese Selbst- und Weltkonzepte bergen aber auch Gefahren. Wir nehmen bevorzugt Informationen auf, die zu diesen Konzepten passen. Neue Erfahrungen interpretieren wir gern im Licht dieser bereits gefestigten Konzepte und den daraus abgeleiteten Erwartungen. Es ist schwer, diese im Gehirn gebildeten »Autobahnen« zu verlassen. Wir geraten automatisch und meist unbemerkt immer wieder in dieselbe Spur und verfestigen sie dadurch. Habe ich z. B. das Selbstkonzept »Keiner mag mich«, so nehme ich eher diejenigen Verhaltensweisen an anderen Menschen wahr, die dieses Konzept unterstützen. Falls jemand sich mir gegenüber freundlich und zugewandt verhält, nehme ich an, dass dies vielleicht aus Berechnung geschieht oder aus Mitleid. Ich verhalte mich dann auch den eigenen Erwartungen entsprechend, zeige mich vielleicht misstrauisch gegenüber anderen oder ziehe mich zurück, sodass die Reaktionen im Sinne einer »sich selbst erfüllenden Prophezeiung« entsprechend ausfallen.

Die treibende Kraft hinter diesem Verhalten ist meist Angst. Die Angst beruht oft auf realen negativen Erfahrungen. So gesehen hat unser Verhalten – etwa Misstrauen oder Rückzug – durchaus seinen Sinn. So schützen wir uns z. B. vor neuen Verletzungen und Zurückweisungen. Die Übergeneralisierung, die mit diesen Konzepten oder »Schemata« verbunden ist, hat aber auch irgendwann negative Auswirkungen auf unser Verhalten und unser Leben. Es ist nicht leicht, aus diesem Teufelskreis der negativen Erwartungen herauszukommen und sich für korrigierende Erfahrungen zu öffnen.

Wenn wir dagegen in unserem Leben eine hohe »Selbstwirksamkeitserwartung« entwickelt haben, wie der Sozialpsychologe Albert Bandura es nennt, so leisten wir tatsächlich auch mehr, wie viele wissenschaftliche Studien zeigen. Auch im täglichen Leben kennen wir diese Mechanismen, etwa wenn Sportler das Gefühl haben, auf einer Erfolgswelle zu schwimmen und ihnen dadurch alles gelingt. Umgekehrt sinkt die Leistung von Versuchsteilnehmern in einem Experiment sofort deutlich, wenn man ihnen nur kurzfristig einen scheinbaren Misserfolg beschert. Dies wurde für ganz unterschiedliche Aufgaben nachgewiesen. Sogar ohne ein Misserfolgserlebnis kann man die Leistungen von Menschen gezielt verschlechtern, wenn man z. B. nur beiläufig ein negatives Selbstkonzept aktiviert oder auch nur beiläufig ein Vorurteil anspricht, das sich auf die Gruppe bezieht, der die Versuchsteilnehmerin angehört. Beispielsweise sank in einer amerikanischen Studie die Rechenleistung von Frauen deutlich, wenn auf die »Geschlechterunterschiede« bei mathematischen Aufgaben hingewiesen wurde. In der Kontrollgruppe von Frauen, denengegenüber diese Bemerkung nicht gemacht wurde, sondern denen lediglich gesagt wurde, dass man individuelle Unterschiede messen wolle, stieg die Leistung dagegen noch an. Dabei wurde auch die Hirnaktivität gemessen. Bei den Frauen, denengegenüber die Geschlechterunterschiede erwähnt wurden, waren neben den »mathematischen Zentren« auch Zentren im anterioren zingulären Kortex (ACC) aktiviert, einer Region, die stark auf emotionale Reaktionen in der Interaktion mit anderen Menschen reagiert, etwa auf Kritik. Das heißt, sie waren unbewusst gleichzeitig mit diesem Aspekt beschäftigt, ihr Stressniveau stieg an, und ihre Leistung sank entsprechend. Das Gleiche funktioniert auch, wenn man andere negative Vorurteile aktiviert wie: »Frauen sind schlechte Autofahrerinnen.« In einer australischen Studie wurde Frauen gesagt, dass erforscht werden soll, warum Männer bessere Autofahrer sind. Die Frauen mit dieser Information verursachten daraufhin mehr als doppelt so viele »Unfälle« im Simulator als die Frauen, denen diese Information nicht gegeben wurde.

Unser Selbstbild, unsere Weltsicht und unser Verhalten können also von Moment zu Moment ganz unterschiedlich ausfallen, je nachdem, welche Ich-Zustände (»ego states«) gerade aktiviert sind, auf welche Aspekte unseres Selbst gerade unsere Aufmerksamkeit gerichtet ist. Wir denken immer, dass unser Selbstbild relativ stabil ist, dass wir wissen, wie wir »wirklich« sind und reagieren werden. Dies ist sehr häufig ein Trugschluss, wie in diesen und vielen anderen Experimenten gezeigt wurde. Jeder Mensch kennt das aus dem eigenen Leben. Bestimmt fallen Ihnen dazu auch Beispiele ein.

Ich-Zustände wahrnehmen und verändern

Es kommt darauf an, zunächst wahrzunehmen, welcher meiner »ego states« gerade aktiviert ist. Dann kann ich bewusst Einfluss darauf nehmen, in welchem »Ich-Zustand« ich in dieser Situation agieren will, und daraufhin Strategien entwickeln, wie ich diesen Ich-Zustand aktivieren kann. Ist bei der Auseinandersetzung mit dem Chef vielleicht gerade mein Ich-Zustand »trotziges Kind« oder »ängstliche Schülerin« aktiviert? Wie kann ich vielleicht trotz meines Ärgers meinen Ich-Zustand »kompetente, sachliche Mitarbeiterin« aktivieren? Vielleicht kann ich mich vor dem Gespräch wappnen, indem ich mir intensiv eine Situation vorstelle, in der ich genau diesen Ich-Zustand erlebt habe, vielleicht, als ich als Mutter ruhig und sachlich, aber unbeirrbar mein Kind gegenüber einem ungerechten Lehrer verteidigt habe und dabei erfolgreich war.

Ich stelle mir diese Situation in allen Einzelheiten vor mit den dazugehörigen Körpergefühlen, der Körperhaltung und der Erleichterung und dem Stolz nach dem Erfolg. Hilfreich können dabei auch Symbole, Bilder, Wörter oder Sätze sein, die ich für den gewünschten Ich-Zustand finde. Hieß der Lehrer damals vielleicht Müller, so kann ich vielleicht »Müller« als einen solchen Anker benutzen oder vielleicht das Bild, wie ich aufrecht und ruhig vor dem Lehrer stehe mit dem dazugehörigen Körpergefühl. Einen solchen Anker, etwa ein Symbol, eine Metapher, ein Körpergefühl oder einen Kernsatz, kann man auch sehr gut mit der »bilateralen Stimulation« (abwechselndes Rechts-links-Klopfen/Tappen auf Arme, Schultern oder Beine) verankern und vertiefen. Die inneren Bilder, die wir von einer Situation haben, bestimmen weitgehend unsere Bewertungen und unsere emotionalen Reaktionen.

Verändern wir mit der Kraft unserer Vorstellung ein Bild, Symbol oder eine Metapher, so ändern sich auch die Bewertungen und auch die emotionalen und körperlichen Reaktionen. Gerald Hüther hat dazu ein Buch mit dem Titel »Die Macht der inneren Bilder« geschrieben. Wir können und sollten Einfluss auf die uns beherrschenden inneren Bilder nehmen. Die Bilder, die wir dabei entwickeln, müssen auch nicht unbedingt der realen Situation entsprechen.

Hierzu ein Erfahrungsbeispiel:
Frau Baumgarten ist 53 Jahre alt, Lehrerin, verheiratet und hat drei Töchter. Sie ist erstmals an Brustkrebs erkrankt. Die Operation hat sie hinter sich. Mit der mehrmonatigen Chemotherapie wurde gerade erst begonnen. Während dieser Chemophase stirbt ihre 81-jährige Mutter völlig überraschend. Ihr Vater ist bereits drei Jahre vorher, ebenfalls plötzlich infolge eines Herzinfarkts, gestorben. Ihre bereits erwachsenen Töchter unterstützen und begleiten sie auf ihrem Weg als krebserkrankte Mutter fürsorglich. Auch von ihrem Ehemann fühlt sie sich liebevoll umsorgt. Doch der Tod der eigenen Mutter, die zwar schon jahrelang herzkrank war, kam zu überraschend und brachte sie völlig aus dem Gleichgewicht. Sie fühlte sich in einer Sackgasse. Sie war verzweifelt, reagierte mit Schlafstörungen und hatte jetzt Angst davor, ihre eigene medizinische Behandlung nicht mehr weiterführen zu können. Nach dem Tod der Mutter konnte sie nur in Begleitung der Töchter die Wohnung der Mutter betreten. Sie litt unter großen Schuldgefühlen. Ihre Mutter sei ganz allein gestorben und sie habe auch das Gefühl, selbst bei der Beerdigung der Mutter gar nicht wirklich anwesend gewesen zu sein, sondern zu sehr mit ihrer eigenen Situation beschäftigt. Die Vorstellung, die Wohnung der Mutter aufzulösen und die Sachen auszuräumen, versetze sie in Panik. Im Rahmen der psychoonkologischen Psychotherapie konnte Frau Baumgarten in den ersten Sitzungen lernen, sich mit einfachen Übungen (ABC des Wohlbefindens, Entspannungsübung »Atmen und Lächeln«, Baumübung) kurzfristig wieder in Balance zu bringen und sich dadurch wieder schrittweise zu stabilisieren. So gestärkt konnte sie auch ihre medizinische Behandlung fortsetzen. Doch die Schuldgefühle gegenüber der Mutter nahmen

zu. Sie hatte immer das innere Bild vor Augen, wie ihre Mutter allein in der Wohnung mit dem Tode ringt und keine Hilfe bekommt. Von der Familie immer wieder vorgebrachte rationale Hinweise, dass sie ja nichts von dem plötzlichen Herzinfarkt der Mutter ahnen konnte, halfen ihr nicht. In der Therapie rückte daraufhin die imaginative Begegnung mit der Mutter in den Mittelpunkt. Frau Baumgarten sollte sich vorstellen, welchen »Tod« sie ihrer Mutter gewünscht hätte, und sich dies in ihrer Fantasie ausmalen. Sie schloss dazu die Augen und begann, sich eine Situation vorzustellen, die für sie mit angenehmeren Gefühlen verbunden ist, wenn sie an den Tod ihrer Mutter denkt. Daraufhin stellte sie sich vor, wie ihre Mutter mit ihren Freundinnen beim Kaffeekränzchen in einem Café in der Stadt unter einem alten Kastanienbaum sitzt, Pflaumenkuchen mit Sahne isst, Kaffee trinkt, dabei lacht und »schnuddelt«. In dieser Szene sackt dann ihre Mutter plötzlich in sich zusammen und ist sofort tot. Diese Vorstellung tue ihr gut, und dies sei ein sehr beruhigendes Bild. Es wurde verabredet, dass sie sich diese Szene öfter vergegenwärtigen solle wie ein Foto vom Kaffeekränzchen. Dadurch verblasste für Frau B. das Bild der einsam in ihrer Wohnung sterbenden Mutter. Sie realisierte, dass ihre Mutter über Jahre ein stabiles Freundinnennetz hatte, viele Kontakte außerhalb der Familie pflegte und trotz ihrer Herzkrankheit immer viel unternommen hatte. Wenn sie jetzt an den Tod der Mutter dachte, tauchte immer das Bild vom Kaffeekränzchen mit den Freundinnen auf. Gestärkt durch diese Erfahrung konnte Frau B. dann auch die Wohnung der Mutter auflösen und entdeckte dabei viele Dinge, die sie an frühere, glückliche Momente erinnerten, wobei immer mehr lebendige Erinnerungen an die Mutter auftauchten.

Man könnte jetzt einwenden, dass ja die vorgestellte Situation nicht der Realität entsprach. Dies ist für die Psyche jedoch weitgehend egal: Erinnern Sie sich: Imaginationen wirken im Gehirn und im Körper wie reale Erlebnisse, sie lösen ähnliche Prozesse aus und wirken entsprechend auf unser Befinden. Deshalb kommt es ja auch darauf an, auf welchen Aspekt wir unsere Aufmerksamkeit lenken und womit wir uns innerlich und äußerlich beschäftigen, auf belastende oder auf stärkende Aspekte.

Die Kraft der inneren Einstellung demonstriert auch ein Experiment aus dem Jahr 1979 von Ellen Langer von der Harvard-Universität: 16 Versuchspersonen, alte Männer um die 80 Jahre, wurden für eine Woche in einem einsamen Kloster untergebracht. Eine Gruppe sollte sich möglichst realistisch in die Zeit von vor 20 Jahren (1959) zurückversetzen. Die Umgebung war entsprechend gestaltet. Die Versuchspersonen hörten z. B. die Musik von vor 20 Jahren, sahen im Fernsehen die alten Filme und Serien und durften keine Ereignisse erwähnen, die zeitlich danach lagen. Die andere Gruppe, die Kontrollgruppe, sollte sich lediglich in der Vergangenheitsform über die Zeit von vor 20 Jahren austauschen. Das nur eine Woche dauernde Experiment hatte durchschlagende Auswirkungen: Alle Teilnehmer fühlten sich danach jünger, aber die Teilnehmer der Versuchsgruppe zeigten auch eine dramatische objektive Verbesserung ihres körperlichen Zustands: Sie hatten weniger Arthritis, ihre Haltung hatte sich verbessert, ihre Gelenke waren beweglicher, und sie konnten manuelle Aufgaben geschickter bewältigen. Ihre geistigen Fähigkeiten hatten sich messbar verbessert, und sie sahen sogar objektiv jünger aus, was durch neutrale Beurteiler festgestellt wurde, und das nach nur einer Woche! Langer schreibt dazu: »Es ist nicht in erster Linie das physische Selbst, das uns Grenzen setzt, sondern vielmehr die geistige Überzeugung, dass es solche physischen Grenzen gibt.«

Auf die unmittelbaren körperlichen Auswirkungen von Vorstellungen hatten wir ja schon am Beispiel der Zitronenimagination hingewiesen. Wir alle kennen auch die Wirkungen von Placebos, die in der Medizin inzwischen auch gezielt eingesetzt werden. Wenn wir von einem vertrauenswürdigen Arzt eine Pille bekommen, lindert dies unmittelbar unsere Beschwerden,

▸ 6.8 Bewertungen ändern

auch wenn die Pille nur Milchzucker enthält. Das ist nicht nur Einbildung. Untersuchungen zeigen, dass tatsächlich z.B. die Schmerzzentren in unserem Gehirn dann auch weniger aktiv sind. Ein anderes Experiment von Ellen Langer zielt in die gleiche Richtung: Einer Gruppe von Putzfrauen wurde gesagt, dass ihr tägliches Arbeitspensum dem von Leistungssportlern entspricht. Nach einiger Zeit, in der sie ihre ganz normale tägliche Arbeit verrichteten, wurde ihr körperlicher Zustand erneut untersucht. Ihr körperlicher Zustand hatte sich messbar verbessert: Sie hatten z. B. Fett abgebaut und mehr Muskeln aufgebaut, während ihre Kolleginnen, denen diese Information nicht gegeben worden war, keine Veränderungen zeigten.

Negative Erfahrungen und die daraus resultierenden Reaktionen sind in der Regel nachhaltiger im Gehirn gespeichert. Sie sind meist mit starken Emotionen verbunden und eher rechtshemisphärisch codiert, werden also weniger durch linkshemisphärische eher »rationale« Prozesse relativiert. Deshalb ist es schwer, diesen »Negativity-Bias« (Negativ-Verzerrung), den die meisten von uns haben, auszugleichen.

Nachhaltige Veränderungen unserer negativen »Autobahnen« im Gehirn sind selten durch rationale Einsichten und schematisch durchgeführte »Glücksübungen« zu erreichen. Wie schon früher betont, geht es darum, wirklich etwas zu *erleben, das uns tief berührt*. Vielleicht erinnern Sie sich, wie Sie einmal in Ihrem Leben sehr verliebt waren und wie dann auf einmal die ganze Welt anders aussah. Vielleicht erschienen Ihnen Dinge, die Sie vorher nicht interessiert haben, plötzlich höchst attraktiv. Vielleicht fanden Sie die Stadt, in der Ihre neue Liebe wohnte, vorher sehr spießig und dann plötzlich sehr romantisch, oder Sie fanden vorher Fußballfans lächerlich, aber seit Sie mit diesem besonderen Menschen im Stadion waren oder sich in trauter Zweisamkeit vor dem Fernseher über einen wichtigen Sieg gefreut haben, interessieren Sie sich brennend für die neuesten Bundesliga-Ergebnisse.

Für die Änderung von Bewertungen spielen also mehr die beteiligten Emotionen eine Rolle als die rationalen Einsichten.

Einen viel größeren Einfluss, als wir denken, haben dabei körperliche Reaktionen, die uns größtenteils nicht bewusst sind. Die Angst mit ihren starken emotionalen und körperlichen Komponenten zwingt uns geradezu in einen Teufelskreis, bei dem wir letztlich immer mehr Situationen als bedrohlich bewerten, selbst wenn unser Kopf das Gegenteil sagt. Andererseits gibt uns das berühmte »Bauchgefühl« bei Entscheidungen oft bessere Hinweise als die Berücksichtigung möglichst vieler »vernünftiger« Aspekte. Leider kennen auch Werbeleute dies nur zu gut, und wir fallen immer wieder auf ihre Tricks herein. Aber wenn wir uns diese Prozesse selbst zunutze machen, kann das hilfreich bei der Überwindung unserer »negativen Autobahnen« sein. Auch in wissenschaftlichen Studien wird der Einfluss körperlicher Prozesse auf Bewertungen und Entscheidungen immer wieder nachgewiesen.

Ängste führen nicht nur zur Vermeidung von Situationen mit allen möglichen negativen Folgen, es kostet auch viel psychische Energie, die Gedanken an angstbesetzte Situationen zu vermeiden. Manchmal ist es schon hilfreich, einen katastrophisierenden Gedanken ruhig einmal zu Ende zu denken: Was kann schlimmstenfalls passieren? Es ist hilfreich, den negativen Gedanken einmal in einer entspannten Situation wirklich Raum zu geben. Denken Sie an ein Thema, bei dem die Angst bei Ihnen sofort zu einer Gedankenblockade führt, vielleicht die Angst vor einem kritischen Gespräch mit Ihrem Chef oder auch die Angst vor einer schweren Krankheit oder gar vor dem Tod oder dem Sterben. Kann ich jetzt schon wissen, ob die Situation genau so sein wird, wie ich sie mir ausmale? Woher will ich das wissen? Durch welche »Autobahnen« in meinem Gehirn komme ich zu dieser Annahme? Könnte es nicht eine andere Perspektive oder neue Wege und Lösungen geben, die ich jetzt noch gar nicht kenne?

Für die »Autobahnen« spielt auch die sprachliche Etikettierung des Erlebens eine Rolle. Die Sprache, die wir benutzen, steuert in großem Maße unsere Bewertungen. In ihr drückt sich auch unser »affektiver Stil« aus: Die Art, wie wir die Welt

▸ 6.8 Bewertungen ändern

erleben, etwa eher feindselig oder großmütig bzw. eher ängstlich-zurückhaltend oder offen und neugierig. Und es hat auch wieder Rückwirkungen auf unser eigenes Erleben, ob wir etwa sagen: »Das ist bedrohlich« oder »Das ist eine Herausforderung«, ob wir ein Kind »frech« oder »pfiffig« nennen, eine Nachbarin »neugierig« oder »interessiert«, einen Bettler mit einer herzzerreißenden Geschichte als »unverschämt« oder »kreativ« usw.

Besonders Metaphern und Symbole können uns dabei helfen, neue Perspektiven einzunehmen. Es wird oft gesagt: »*Wo Licht ist, ist auch Schatten!*« Kehren wir den Satz einmal um: »*Wo Schatten ist, ist auch Licht!*« Diese Haltung ermutigt. Besonders in Zeiten von großer Ungewissheit kann ein solcher Perspektivenwechsel neue Kräfte freisetzen. Selbst Situationen, die als unausweichlich erlebt werden, können buchstäblich in einem anderen Licht gesehen werden.

Erfahrungsbeispiel:

Frau K., eine 57-jährige Patientin, ruft völlig verzweifelt ihre Psychotherapeutin an: »*Ich habe heute von meinem Arzt erfahren, dass meine Metastasen in der Lunge und vor allem auch in der Leber weiter gewachsen sind.*« *Sie habe panikartige Angst und wisse gar nicht, wo ihr der Kopf stehe. Die Therapeutin reagiert einfühlsam auf diese sehr belastende neue Situation. Darüber hinaus ermutigt sie jedoch auch dazu, trotz dieser* »*dunklen Nachricht*«, *oder besser gesagt, besonders wegen der extremen Belastung, bewusst auf Momente zu achten, die Licht in ihr Leben bringen können. Daraufhin äußert die Patientin z. B. die Vorfreude auf den Besuch ihres Patensohnes, der in einer anderen Stadt studiert, und sie denkt auch an das Treffen mit ihrer Selbsthilfegruppe am gleichen Nachmittag. Angeregt durch den Fokus:* »*Wo Schatten ist, ist auch Licht*« *erinnert sie auch noch einen Traum:* »*Ich habe in der vergangenen Woche davon geträumt, dass sich die bereits verstorbenen Frauen aus meiner Selbsthilfegruppe bei mir gemeldet haben. Sie haben mich daran erinnert, dass sie immer noch auf mich warten würden, um gemeinsam mit mir einen Ausflug mit dem Bus zu machen.« Daraufhin sei es ihr im Traum etwas mulmig zumute gewesen. Doch habe sie sich dann ein Herz gefasst und zugesagt, an dem Ausflug teilzunehmen. Sie sei dann zu dem Bus gegangen, in dem die anderen Frauen ihr einen Platz freigehalten hatten. Doch beim Einsteigen habe sie auf einmal gesehen, dass der für sie reservierte Platz bereits besetzt war. Sie stutzte im Traum und stieg dann wieder aus dem Bus aus und ließ die anderen Frauen ihren Ausflug ohne sie machen. Während des Erzählens spürt Frau K. zunehmend, wie erleichtert sie über die Erinnerung an diesen Traum ist. Sie ist dadurch gestärkt und kann sich sogar vorstellen, in der nächsten Zeit ganz bewusst auf Momente in ihrem Leben zu achten, die Licht in das Dunkel ihrer momentanen Krankheitserfahrungen bringen können. Zum Beispiel an eine Städtereise mit ihrem Ehemann nach Berlin.*

Auch die eigene Lebensgeschichte ist nicht objektiv und unveränderlich in unserem Gehirn repräsentiert: Mit jeder Erzählung, in jedem Gespräch »erfinden« wir uns wieder etwas neu. In der Psychotherapie wird dies ja bekanntlich gezielt genutzt. Im Rückblick auf das eigene Leben stechen oft die belastenden Ereignisse besonders hervor. Es geht nicht darum, diese zu verleugnen. Aber statt vielleicht unter dem Aspekt: »Wie schrecklich, ich kann nie darüber hinwegkommen« darauf zu fokussieren: »Wie habe ich es geschafft, damit fertig zu werden, was hat mir geholfen, trotzdem weiterzuleben, wofür kann ich dankbar sein?« Es geht darum, bewusst die stärkenden Erinnerungen zu aktivieren und auszubauen und diese stärkenden Interpretationen in das Selbstbild zu integrieren.

Hilfreich dafür sind auch realistische Maßstäbe: Wenn ich zu hohe Erwartungen an die eigene Leistung oder das eigene Leben überhaupt stelle, sind die Unzufriedenheit und Frustration vorprogrammiert. Dazu gehört es auch, »gnädig«, verständnisvoll

▸ 6.8 Bewertungen ändern

und wertschätzend mit sich zu sein, sich eigene Fehler und auch schuldhaftes Verhalten verzeihen zu können.

Unser Selbstbild wird auch dadurch beeinflusst, wie andere Menschen auf uns reagieren. Häufig haben wir aber einseitige, falsche – und zwar eher negative – Vorstellungen darüber, wie wir auf andere Menschen wirken und wie diese uns sehen. Bei Rückmeldungen nehmen wir dann nur wahr, was zu unserem eigenen Selbstbild passt. Dazu eine kleine Übung, die Sie z. B. einmal im Freundes- und Familienkreis ausprobieren können:

Die Ressourcen-Amphore

Sie benötigen dazu Papier (wenn möglich Zeichenblock DIN A3, so viele Blätter wie TeilnehmerInnen) und Buntstifte (gern auch Wachsmalkreide). Jede/jeder malt auf einem Blatt Papier spontan den Umriss einer Amphore, einer Vase oder eines ähnlichen Gefäßes und versieht das Blatt mit dem eigenen Namen. Dann reichen alle das Blatt im Uhrzeigersinn an die linke NachbarIn weiter. Diese/dieser schreibt dann einen Begriff in Ihre Amphore, eine Eigenschaft, die er/sie an Ihnen schätzt (es können auch kurze Sätze sein). Dann wird das Blatt wieder weitergereicht, der/die Nächste schreibt wieder etwas in die Amphore mit dem jeweiligen Namen, bis jeder/jede die eigene Amphore mit sämtlichen Begriffen/Eigenschaften zurück erhält. Zum Abschluss reichen Sie Ihre Amphore noch einmal an Ihre linke NachbarIn weiter. Jetzt wird nacheinander jeweils vorgelesen, was sich alles in den Ressourcen-Amphoren angesammelt hat. Sie werden überrascht sein, was Sie über sich hören, was Sie in Ihrer Amphore finden!

Um sich selbst einmal aus einer anderen Perspektive zu betrachten, können Sie auch folgende Übung ausprobieren:

Übung: Lebens-Zeitachse

Stellen Sie sich in die Mitte eines Raumes. Dann imaginieren Sie vor sich und hinter sich eine Linie, die die Zeitachse Ihres eigenen Lebens repräsentiert. Denken Sie jetzt an ein Problem, eine Frage, die Sie aktuell beschäftigt. Nehmen wir einmal an, Sie heißen Maria und sind 50 Jahre alt. Gehen Sie jetzt auf Ihrer Lebenslinie zurück und stellen Sie sich auf einen Punkt, der etwa Ihrem Teenageralter entspricht. Dann betrachten Sie einmal die heutige Maria aus der Perspektive der Teenager-Maria. Was würde sie über die 50-jährige Maria sagen? Was würde sie an der Erwachsenen und dem, was diese bisher im Leben bewältigt hat, schätzen? Was würde sie zu dem aktuellen Problem bzw. der Frage der erwachsenen Maria sagen? Danach gehen Sie einmal an Ihrer Lebenslinie entlang bis zu der 80-jährigen Maria. Drehen Sie sich zu der 50-jährigen um und betrachten Sie die 50-jährige aus der Perspektive der 80-jährigen. Was denken Sie über sie? Was sagen Sie zu deren Problem, was raten Sie ihr? Gehen Sie dann wieder zurück zu dem Punkt auf Ihrer Lebenslinie, der Ihrem momentanen Lebensalter entspricht. Bedanken Sie sich zum Abschluss bei der Teenager-Maria und der alten Maria. Kann es sein, dass Ihr gegenwärtiges Problem jetzt anders erscheint?

Eine andere Möglichkeit ist es, einmal das eigene Leben auf einem Blatt Papier auf einer Zeitachse darzustellen, vielleicht in Zehn-Jahres-Schritte unterteilt, von dem Geburtsdatum bis zu der statistisch wahrscheinlichen Lebenserwartung. Bei Frauen sind das etwa 82 Jahre und bei Männern etwas weniger Lebensjahre. Markiert man dann auf dieser Linie das momentane Lebensalter, dann wird häufig sehr anschaulich, wo man gerade im Leben steht. Etwa mitten im Leben, die Zeit so zwischen 35 und 45 Jahren oder beispielsweise bereits im letzten Lebensjahrzehnt, also statistisch vielleicht »nur« noch weniger als 10% der Lebenszeit vor sich hat. Diese Sichtweise kann sehr dazu ermutigen, neue Bewertungen dafür zu finden, was wirklich wichtig ist im eigenen Leben. Es macht schon einen Unterschied, ob ich wahrscheinlich noch 50-mal alle Jahreszeiten erleben kann oder vielleicht nur noch 5-mal oder aufgrund einer lebensbedrohlichen Erkrankung vielleicht auch nur noch einmal.

Der Künstler, Theater-, Opern- und Filmregisseur Christoph Maria Schlingensief starb am 28. Oktober 2010 im Alter von

▸ 6.8 Bewertungen ändern

nicht einmal 50 Jahren an Lungenkrebs. Im Umgang mit seiner Erkrankung hat er aktiv, besonders mithilfe seiner Kunst, nach Wegen gesucht, seine Erfahrungen kreativ zu verarbeiten. Dabei hat er sich auch an der Haltung von Joseph Beuys orientiert, der dazu aufgefordert hatte, persönliche Wunden öffentlich zu machen, sie zu zeigen. In dem Buch »So schön wie hier kann's im Himmel gar nicht sein! Tagebuch einer Krebserkrankung« hat Christoph Schlingensief die erste Zeit nach seiner Diagnose Lungenkrebs beschrieben. Darin sagt er beispielsweise: »Es geht um dieses Gefühl, dass es in der Welt, direkt vor meiner Nase, so viele wunderschöne Sachen gibt. Das kann ein Baum sein, ein leckeres Essen, alles, was mir jetzt mehr bedeutet als jemals zuvor. Das Normalste ist das Schönste.«

Wäre es nicht eine gute Idee, die Schönheiten des alltäglichen Lebens in jeder Lebensphase auszukosten, auch ohne existenziell bedroht zu sein. Und das mit dem alltäglichen Ziel, dem Tag mehr Leben zu geben – was nicht unbedingt bedeuten muss, dass das Leben dadurch mehr Tage haben wird. Kinder haben die Fähigkeit, völlig in ihrem Spiel versunken zu sein, ja geradezu darin aufzugehen. Wenn diese Gefühle des Erfülltseins von Erwachsenen erlebt werden, dann spricht man von Flow. Im Kapitel 6.5 »Engagement« haben wir darauf aufmerksam gemacht. Für den Umgang mit »*Wunden*« im Leben empfehlen wir auch die bewusste Auseinandersetzung mit den »*Wundern*« des eigenen Lebens.

In unserer therapeutischen Arbeit lenken wir von Anfang an die Aufmerksamkeit gezielt auch auf die individuellen Ressourcenbereiche, ohne jedoch die belastenden Erfahrungen auszuklammern. Dabei ist es wichtig hervorzuheben, dass es keinesfalls um das Prinzip geht: »Denk positiv« oder »Es ist alles nicht so schlimm, es wird schon wieder« etc., sondern: Gerade weil es so schlimm ist und weil es besonders in Krisenzeiten weitreichende Entscheidungen zu treffen gibt, ist es wichtig, als »Ich« möglichst handlungs- und entscheidungsfähig und gegenwärtig sein zu können. Oder, wie bereits früher dargelegt: Die handlungsleitenden Funktionen des Präfrontalen Kortex sollten besonders auch in Krisenzeiten soweit wie möglich zur Verfügung stehen.

Zum Schluss: Zwei Fragen zur Selbstreflexion:
→ Gab es Situationen in meinem Leben, in denen ich grundsätzliche Überzeugungen und Bewertungen über mich selbst, über andere Menschen oder »die Welt« geändert habe? Was war der Auslöser, was das Resultat?
→ Was könnte ich tun, um eingefahrene negative Bewertungen und Urteile über mich selbst, über andere Menschen oder über »die Welt« zu ändern? Was wäre der erste und kleinstmögliche Schritt?

6.9 Chancen erkennen

Was die Raupe für das Ende hält,
ist für den Schmetterling die Entfaltung.

Zu Beginn: Zwei Fragen zur Selbstreflexion:
→ Was müsste ich in meinem Leben ändern, damit ich meine Krise, mein Burnout, meine Krankheit oder ganz allgemein meine jetzige Lebenssituation als Chance erkennen kann?
→ Welche Sehnsüchte oder Lebensthemen könnte ich für mich neu entdecken?

I Can See Clearly Now The Rain Is Gone

I can see clearly now the rain is gone
I can see all obstacles in my way
Gone all the dark clouds that made me blind
It's gonna be a bright, bright, sun shiny day
It's gonna be a bright, bright, sun shiny day

Yes I can make it now the pain is gone,
All of the bad feelings have disappeared.
Here is the rainbow I have been praying for.
It's gonna be a bright, bright, sun shiny day

Bridge:

Look all around, there's nothing but blue skies
Look straight ahead, there's nothing but blue skies
Johnny Nash, 1972

Wie schon zu Beginn erwähnt, besteht das Wort Krise im Chinesischen aus den beiden Schriftzeichen für Gefahr und Chance. Wenn es gelingt, belastende Erfahrungen hinter sich zu lassen bzw. in das eigene Leben zu integrieren, dann weitet sich der Blick wieder. Menschen, die im Laufe ihres Lebens Herausforderungen bewältigt haben, entwickeln oft spezifische menschliche Stärken. Sie werden häufig freier und werden dem Leben gegenüber achtsamer und dankbarer. Diese Entwicklungsprozesse gibt es nicht umsonst. Sie kosten Kraft, sie können aber auch Kraft geben. Neue und emotional berührende Erfahrungen haben das Potenzial, bisherige Einstellungen und Haltungen zu verändern, und dadurch kann sich auch das Verhalten in konkreten Situationen ändern. Neue Muster des Bewertens, Denkens, Fühlens und Handelns bilden sich heraus. Verena Kast sagt: »Krisenzeiten können auch Geburtsstunden sein.« Wie man sich auf Geburten vorbereitet, sollte man sich auch für den Umgang mit Krisen vorbereiten.

In dem Buch »Lebenskrisen werden Lebenschancen« stellt Verena Kast ein Krisen- und Trauerphasenmodell mit vier Phasen vor. Diese verlaufen nicht systematisch nacheinander, manchmal werden einzelne Aspekte der Phasen mit abrupten Wechseln mehrmals durchlebt. Es wird anschaulich, dass Zeiten der Krise, also diese Art von »Geburtsstunden«, einen teilweise sehr langwierigen Prozess bedeuten können.

Hier die vier Phasen im Überblick:

1) Die Phase des Nicht-wahrhaben-Wollens
Dem anfänglichen Schock folgt ein Verdrängungsmechanismus. Man kann und will nicht glauben, dass es einen selbst getroffen hat.

2) Die Phase der aufbrechenden chaotischen Emotionen
Zu dieser Phase gehören typische Reaktionen, wie Schuldgefühle und Angst vor dem Leben und dem Sterben. Wut und Verzweiflung und die Frage »Warum trifft es gerade mich?« können sich abwechseln mit Gefühlen von Ohnmacht und Resignation.

3) Die Phase des Suchens, Findens und Sich-Trennens
Hierbei geht es darum, sich auf das, was war, zu besinnen und bereit zu sein, in reale Verluste und Trennungen einzuwilligen oder Grenzen zu akzeptieren, und zwar in Bezug auf sich selbst oder auch in Bezug auf Angehörige. Damit verbunden ist häufig auch die Trauer über eine (möglicherweise) verlorene Zukunft.

4) Die Phase des neuen Selbst- und Weltbezugs
Es entwickelt sich eine neue Sicht auf sich selbst und auf die Welt. Jeder Tag ist kostbar, wird wie ein Geschenk erlebt. Alltagserlebnisse werden intensiver gewichtet, die Natur wird viel stärker wahrgenommen. Gefühle von Dankbarkeit und Zufriedenheit gestalten den Selbst- und Weltbezug. Vieles von dem, was früher geärgert hat, bekommt ebenfalls eine andere Gewichtung. Es wird möglich, auch in der Krise einen Sinn zu sehen.

Dieses Phasenmodell soll Sie dazu ermutigen, die Krisen- und Trauerbewältigung als einen Prozess zu sehen, mit allen dazugehörigen Höhen und Tiefen.

▸ 6.9 Chancen erkennen

Wahrnehmungsübung

Wir möchten Sie zu folgendem kleinen Experiment einladen: Verändern Sie einmal bewusst Ihre Perspektive. Stellen Sie sich die gleiche Situation jeweils aus einer anderen Perspektive vor, und zwar einmal optimistisch und hoffnungsvoll und einmal pessimistisch und verzweifelt.

Zuerst beginnen Sie damit, sich aus der Perspektive eines pessimistischen Menschen vorzustellen, dass Sie bei einer Routineuntersuchung bei Ihrem Arzt oder bei Ihrer Ärztin auf den Befund ihrer Krebsfrüherkennungsuntersuchung warten. Sie sitzen im Wartezimmer, und Ihre ÄrztIn kommt und begrüßt Sie nur kurz im Vorübergehen. Sie denken: »Oh je, das ist ja kein gutes Zeichen. Bestimmt werde ich gleich erfahren, dass ich Krebs habe. Wenn ich zurückdenke, dann hatte ich sowieso ein ganz mulmiges Gefühl. Warum habe ich die Untersuchung nicht schon früher machen lassen. Überhaupt bin ich so nachlässig mit mir.« Sie spüren, wie Ihre Angst zunimmt. Nehmen Sie einmal wahr, wie sich diese skeptische, vorwurfsvolle und pessimistische Sichtweise anfühlt. Jetzt kommt Ihre ÄrztIn ins Wartezimmer und holt Sie zum Gespräch. Sie teilt Ihnen mit, dass es sich um einen gutartigen Befund handelt, Sie also keinen Krebs haben. Sie merken, wie Sie trotzdem ärgerlich über Ihre ÄrztIn sind, weil Sie so lange auf diese Nachricht warten mussten. Sie denken: »Jetzt ist es ja noch mal gut gegangen, aber irgendwann wird's mich schon erwischen. Bestimmt werde ich doch irgendwann noch Krebs kriegen, bei den Belastungen, die ich in der letzten Zeit hatte. Vielleicht ist der Befund auch nicht korrekt oder die ÄrztIn hat die Akte verwechselt.«

Jetzt stellen Sie sich dieselbe Situation mal aus einer optimistischen Perspektive vor: Sie sitzen bei Ihrer ÄrztIn im Wartezimmer und warten auf Ihren Befund. Die ÄrztIn begrüßt Sie nur kurz im Vorübergehen. Sie denken: »Das ist bestimmt ein gutes Zeichen, denn wenn es etwas Schlimmes wäre, würde sie mich sicher nicht warten lassen.« Sie sind ganz erleichtert und denken daran, dass Sie sowieso ein gutes Gefühl hatten, da Sie sich ja ohne Symptome zu der Früherkennungsuntersuchung entschieden hatten. Sie spüren, wie

Ihre Anspannung nachlässt, und denken: »Selbst wenn etwas wäre, dann gäbe es immer auch noch einen Weg.« Als die ArztIn Sie zum Gespräch holt und Ihnen mitteilt, dass alles in Ordnung ist, sind Sie dann ganz erleichtert und spüren, wie gut Sie sich bei dieser ÄrztIn aufgehoben fühlen. Sie spüren, wie wichtig Ihnen dieses Vertrauen ist, gerade weil Sie in der letzten Zeit sehr viel zu bewältigen hatten.

Nehmen Sie jetzt noch einmal ganz bewusst die Unterschiede zwischen den beiden Haltungen wahr. Machen Sie sich klar, dass die Situation ja die gleiche ist, und spüren Sie, wie sehr die Gedanken Ihre Gefühle, Ihre Körperreaktionen und auch Ihr Verhalten beeinflussen. Wenn es also darum geht, Krisen auch als Chancen zu gestalten, dann kommt es besonders auf die innere Haltung an: Wenn es gelingt, auch eine sehr belastende Situation als Herausforderung wahrzunehmen, so haben wir auch mehr Zugang zu Bewältigungsressourcen und damit auch zu mehr Gestaltungsmöglichkeiten im Umgang mit Belastungen.

Es gibt im Leben aber auch immer wieder Erfahrungen, Beziehungen oder Begegnungen, mit denen man emotional noch nicht abschließen kann, obwohl man es will. Man fühlt sich bei dem Gedanken an bestimmte Erinnerungen immer noch verletzt, man ärgert sich oder fühlt sich immer noch als Opfer oder empfindet Schuld. Es gibt auch die Möglichkeit, dass man bedauert, was man im Leben versäumt hat.

Hier ist es gut, zu differenzieren. Möglicherweise sind die einschränkenden Gefühle, die in der Gegenwart immer noch so leidvoll gespürt werden, noch nicht psychisch integriert, und damit konnten sie noch nicht zur »Vergangenheit« werden. Um dies zu erreichen, sind meist mehrere Schritte erforderlich. Wenn es sich um verletzende Erinnerungen handelt, kann man beispielsweise auch gezielt den »Weg des Vergebens und Verzeihens« beschreiten. Dieser innere Prozess beruht darauf, dass man sich vornimmt, einer bestimmten Person aktiv zu vergeben. Dies geschieht z. B., indem man der Person einen Verzeihens-Brief schreibt, den man aber nicht abschickt. Das Aufschreiben von dem, was verletzt oder was man vermisst, oder was man vielleicht selbst versäumt hat, sortiert die eigenen Erinnerungen. Im Prozess der Auseinandersetzung wird gleichzeitig die eigene Wahrnehmung anerkannt und gewürdigt. So kann sich auch eine neue Haltung gegenüber der Vergangenheit in der Gegenwart entwickeln. Je nachdem, wie einschneidend Kränkungen oder auch Verluste im Leben waren oder sind, kann es auch ratsam und erforderlich sein, psychotherapeutische Unterstützung für die Verarbeitung zu nutzen.

Pauline Boss hat in ihrem Buch »Trauma, Verlust und Resilienz« ein Modell für den Umgang mit uneindeutigen Verlusten entwickelt. Sie unterscheidet dabei zwischen Ambivalenz und Ambiguität.

Ambiguität bedeutet fehlende Klarheit, z. B. im Leben mit einem an Demenz erkrankten Menschen kann der Verlust nicht eindeutig bestimmt werden. Die Person ist zwar körperlich anwesend, aber mental nicht mehr oder nur noch teilweise erreichbar. Ambivalenz bedeutet hingegen das Nebeneinander sich widersprechender Gefühle, z. B. Liebe und Hass. Das Ziel ist es zu lernen, das Wissen um Ambiguität von dem Fühlen von Ambivalenz zu unterscheiden, um eigene Bewältigungsprozesse zu ermöglichen. Wenn wir wissen, dass wir mit dem Nichtwissen leben können, stärkt das letztlich unsere Resilienz. Pauline Boss empfiehlt,

- dem Verlust einen Sinn zuzuschreiben,
- das Gefühl der Beherrschbarkeit zu relativieren,
- die Identität neu zu definieren,
- Ambivalenz als etwas Normales zu begreifen,
- Bindung zu revidieren und Hoffnung zu stärken und
- mithilfe von Interventionen zu lernen, die eigene Ambiguitätstoleranz zu entwickeln.

Manchmal geht es auch darum, ambivalente Gefühle gegenüber anderen Menschen nicht auszuhalten. In Krisenzeiten trennt sich oft auch die »Spreu vom Weizen«. Oft kann man dann auch einfacher auf nicht mehr stimmige Beziehungen und

Kontakte verzichten. Versuchen Sie, sich mit Menschen zu umgeben, die Ihnen guttun. Seien Sie selbst die oder der Erste dabei!

Zum Abschluss möchten wir Sie noch zu einer interessanten Übung einladen:

REGEDA (RESSOURCEN-GEGEN-DIE-ANGST)

Das TRUST-Prinzip besagt: Vertrauen ist die Grundlage allen Lebens. Im Kapitel 3 haben wir folgende drei Vertrauensebenen beschrieben:
- → Selbstvertrauen/Vertrauen in eigene Fähigkeiten
- → Vertrauen in soziale Beziehungen
- → Vertrauen in die Welt/Spiritualität

Hier können Sie einmal Ihre Vertrauensressourcen anhand von Fragen aus unterschiedlichen Zeitperspektiven erforschen. Nehmen Sie sich dazu ein Blatt Papier und machen Sie sich zu den drei Vertrauensebenen jeweils Notizen, und zwar möglichst spontan.

VERTRAUEN IN EIGENE FÄHIGKEITEN: Was kann ich gut, in welchen Situationen fühle ich mich kompetent, was macht mir Freude? (Beruf, soziales Umfeld, Freizeit, Urlaub, Hobbys …)

1. bezogen auf die Gegenwart:
2. bezogen auf einen Zeitpunkt in der Vergangenheit, z. B. vor ca. 20 Jahren:
3. bezogen auf einen zukünftigen Zeitpunkt: wie würden Sie »REGEDA« gerne in z. B. 20 Jahren ausfüllen wollen:

VERTRAUEN IN SOZIALE BEZIEHUNGEN: Auf wen kann ich mich verlassen, wem kann ich vertrauen? (Freundschaften, Familie, Nachbarschaft, KollegInnen, Vereinsmitglieder, HausärztIn…)

1. bezogen auf die Gegenwart:
2. bezogen auf einen Zeitpunkt in der Vergangenheit, z. B. vor ca. 20 Jahren:

► 6.9 Chancen erkennen

3. bezogen auf einen zukünftigen Zeitpunkt: wie würden Sie »REGEDA« gerne in z. B. 20 Jahren ausfüllen wollen:

VERTRAUEN IN DIE WELT/SPIRITUALITÄT: An was glaube ich, was ist mir wirklich wichtig in meinem Leben, was gibt mir Kraft? (Religion, moralisch-ethische Werte, Natur …)

1. bezogen auf die Gegenwart:
2. bezogen auf einen Zeitpunkt in der Vergangenheit, z. B. vor ca. 20 Jahren:
3. bezogen auf einen zukünftigen Zeitpunkt: wie würden Sie »REGEDA« gerne in z. B. 20 Jahren ausfüllen wollen:

Dieser Fragebogen kann Sie dabei unterstützen, Ihre individuellen Ressourcen aufzuspüren. Sie können den REGEDA-Fragebogen auch von der Homepage (www.idinstitut.de) herunterladen.

Wir haben in diesem Buch an vielen Beispielen gezeigt, wie Menschen, die ein schweres Schicksal zu bewältigen hatten, daraus auch ungeahnte neue Kräfte entwickelt haben. Sie haben einen Zuwachs an psychischem Reichtum im Leben entwickelt, von dem sie vorher nichts geahnt hatten. Besser ist es, wenn es uns gelingt, auch ohne eine existenziell bedrohliche Situation diese inneren Reifungs- und Wachstumsschritte gehen zu können. Sie können das KRISEN-ABC natürlich auch anwenden, ohne in einer Krise zu sein, und die zahlreichen kreativen Impulse nutzen.

Wenn Sie in Krisensituationen das KRISEN-ABC anwenden, also: Ruhig bleiben, Ihre Ressourcen aktivieren, innehalten, Sinn finden, sich engagieren, offen für Neues bleiben, aktiv werden, Ihre Bewertungen überprüfen und Chancen erkennen, dann haben Sie die besten Voraussetzungen, an dieser Herausforderung zu reifen und ein stabiles TRUST-Lebensgefühl zu entwickeln.

Zum Schluss: Drei Fragen zur Selbstreflexion:
→ Wann in meinem Leben waren Krisen im Nachhinein hilfreich für meine Entwicklung?
→ Welche Erfahrungen würde ich gerne einmal »mit anderen Augen« anschauen?
→ Was kann ich konkret tun, um bisher vielleicht noch verborgene Chancen und Ressourcen auf meinem Lebensweg zu entdecken?

Unter www.krisen-abc.de können Sie in einem »Gästebuch« von Ihren Erfahrungen mit dem KRISEN-ABC berichten und andere Menschen daran teilhaben lassen. Wir freuen uns auf Ihren Besuch!

7. TEIL
Statements aus dem Gespräch mit dem Hirnforscher Gerald Hüther

In dem Gespräch der beiden Autorinnen mit dem Neurobiologen Prof. Dr. Dr. Gerald Hüther werden zusätzlich zu den Themen des Buches auch weiterreichende Gedanken zum menschlichen Sein angesprochen. Das Gespräch gliedert sich in drei Teile, die jeweils durch kurze Musik zum Innehalten ausklingen.

Angst: Übererregung im Gehirn
Es ist wichtig, dass man versteht, was in einem selbst vor sich geht, wenn man in schwierige Situationen gerät, in denen man ohnmächtig reagiert, nicht weiß, wie es weitergehen soll, wo man Angst hat. Was dann neurobiologisch geschieht, ist relativ schnell zu erklären: Einfach gesagt kommt das Hirn durcheinander, wenn

etwas eingetreten ist, das man in dieser Situation nicht erwartet hat. Wenn das Hirn durch ein extremes Ereignis aus dem »Normalbetrieb« in den Zustand der Übererregung gerät, kann man in diesen Bereichen des Hirns, in denen sich die Übererregung ausbreitet, nicht mehr klar denken. Man kann kein das Denken und Fühlen und vor allem das Handeln bestimmendes Muster mehr aufbauen, sodass man nicht mehr weiß, wie man reagieren soll. Das Komplizierte geht dann oft überhaupt nicht mehr. Das Komplizierte ist das, was wir in unserem Frontalhirn verankert haben. Es ist beispielsweise die Fähigkeit, sich in einen anderen Menschen hineinzuversetzen, Handlungen zu planen und Folgen abzuschätzen, Gefühle und Affekte unter Kontrolle zu halten. Was meistens noch funktioniert, sind die »älteren Wege«, sozusagen die Hauptstraßen im Gehirn. Diese sind meistens schon in der Kindheit entstanden, man rettet sich sozusagen auf die Hauptstraßen. Man reagiert dann so, wie man schon als Kind reagiert hat, wenn es schwierig wurde. Wenn es noch schlimmer wird, dann geht das auch nicht mehr, dann sind auch diese Muster nicht mehr zu benutzen, dann geht es runter bis in den Hirnstamm. Die archaischen Notfallprogramme werden aktiviert.

TRUST: Vertrauen ist das beste Mittel gegen die Angst

Was uns interessiert, ist jedoch: Wie geht es denn wieder »hoch«? Hoch geht es nur mit Vertrauen. Es muss wieder Ruhe ins Hirn. Es braucht einen Zustand, den nennen wir Vertrauen. Das können wir auch mit den modernen bildgebenden Verfahren zeigen: Wenn man in einen Zustand der Angst gerät, werden die komplexeren Bereiche des Hirns überaktiv, es entsteht soviel Erregung, dass man damit nichts mehr anfangen kann. Wenn man sich jedoch in einen Zustand hineinversetzt, in dem Vertrauen zurückkommt, dann wird diese Übererregung gebremst: Vertrauen hemmt das übererregte Gehirn und macht es damit wieder funktionsfähig.

Was kann Vertrauen schaffen? Manchmal ist es schon gut, überhaupt zu verstehen, was los ist, innezuhalten und genauer hinzuschauen. Darüber hinaus sind drei Ebenen des Vertrauens bedeutsam. Da ist zunächst das Vertrauen zu sich selbst: Das Vertrauen zurückzugewinnen, dass man handeln kann, dass man den Dingen nicht so ganz ausgeliefert ist und über Fähigkeiten verfügt, die man wieder aktivieren kann. Wenn das nicht reicht, dann braucht es das Vertrauen in andere, die da sind, die einem in schwierigen Situationen helfen. Diese beiden Ebenen sind jedoch leicht zu erschüttern, daher kann eine weitere Ebene bedeutsam sein. Man könnte sie als Vertrauen des Gehaltenseins in dieser Welt beschreiben. Es ist das Vertrauen, dass es »wieder gut wird« oder dass es Sinn macht, auf der Welt zu sein oder dass man in dieser Welt gehalten ist, dass es irgendetwas gibt, vielleicht einen Gott, der die Hand schützend über einen hält.

Angst engt die Wahrnehmung ein: Den Tunnelblick wieder öffnen

Der Tunnelblick ist ja zunächst nichts Schlechtes. Es ist eine Notfallreaktion. Das Hirn weiß noch nicht so genau, wie »schlimm« es wirklich ist, beispielsweise bei einem plötzlichen Knall. Es macht da kein großes Federlesen, sondern schaltet automatisch die Notfallreaktion ein, um das Problem zu lösen. Da darf man um keinen Preis alles wahrnehmen, sondern nur noch auf das schauen, was in dieser Situation das Entscheidende ist und sämtliche Kräfte mobilisieren, um eine Lösung zu finden. Deshalb wird ja auch das Sympathische Nervensystem aktiviert, das dann die Energie bereitstellt, die man braucht, um vielleicht anzugreifen oder zu fliehen. Das ist das Normale. Das Hirn schaltet – und da können wir froh sein – das Normale erstmal an. Jetzt müssten wir dem Hirn aber »helfen«, um deutlich zu machen, dass es sich vielleicht doch nicht um einen Terroranschlag handelt, sondern dass vielleicht nur Kinder gespielt haben. Dann könnte man wieder runterkommen, dem Hirn helfen, nicht gleich in Angst und Panik zu verfallen, sondern erst einmal genauer zu schauen. »Dem Hirn helfen« klingt komisch, weil wir das ja wieder mit dem Hirn machen. Aber es gibt tiefere Bereiche im Hirn, die gehen sozusagen »automatisch« an und es gibt höhere, bewusste Bereiche. Die kann man möglichst lange – hoffentlich – in Gang halten. Diese höheren Bereiche sind diejenigen, mit denen man sich selbst zugucken, reflektieren kann. Wenn man die in so einer Situation aktivieren könnte, sich sozusagen selbst zugucken könnte, wie man jetzt den Tunnelblick kriegt, dann helfen sie einem, aus der Paniksituation herauszukommen, in die uns das Hirn aber hineinführt, um uns das Leben zu retten.

Wir brauchen Probleme, um uns weiterzuentwickeln

Wir könnten uns nicht weiterentwickeln, wenn wir nicht ab und zu in Situationen geraten würden, in denen wir mit den alten Rezepten scheitern. Beispielsweise, wenn Kinder nicht hinfallen, dann können sie auch nicht lernen aufzustehen. Es kann passieren, dass man in seinem Leben nicht klarkommt, weil man nicht oft genug hingefallen ist. Das bedeutet, dass wir nur lernen, Probleme zu lösen, wenn wir auch welche gehabt haben, möglichst aus verschiedenen Lebensbereichen. Keine Probleme zu haben ist also katastrophal. Wenn die Probleme aber so groß sind, dass man sie nicht lösen kann, dann ist das auch katastrophal. Wir brauchen zwar Probleme, aber wir brauchen auch immer wieder die Erfahrung, dass »es geht«. Die Ermutigung durch andere ist gut, was uns aber letztlich stark macht, ist nicht die Ermutigung, sondern dass wir es allein gelöst haben.

In Verbundenheit über sich hinauswachsen können

Wir alle sind mit etwas auf die Welt gekommen, das man Urvertrauen nennen kann. Schon als ungeborenes Kind im Mutterleib und in der Zeit danach haben wir viele Probleme gelöst, sind immer kompetenter geworden, immer autonomer, und gleichzeitig waren wir – zumindest in den ersten neun Monaten – eng mit jemandem verbunden. Das bedeutet, wir haben alle eine Grunderfahrung mit auf die Welt gebracht, die heißt: Es ist möglich, dass man in Verbundenheit über sich hinauswachsen kann. Kinder kommen nicht mit Angst auf die Welt. Sie kommen mit der fest in ihrem Hirn verankerten Erfahrungen zur Welt »es geht«: Man kann dazugehören, man kann sich Kompetenzen aneignen, man kann an seinen Aufgaben wachsen. Kinder kommen mutig und voller Vertrauen zur Welt. Wenn sie dann im Laufe ihres Lebens den Mut verlieren, ist ihnen das von anderen angetan worden. Dann sind sie an andere geraten, die sie vor Probleme gestellt haben, die für sie noch nicht lösbar gewesen sind, die sie vielleicht auch aus Angst vor allen Problemen bewahrt haben oder die sie in entscheidenden Situationen allein gelassen oder verletzt haben. Wenn Menschen im Laufe ihres Lebens den Mut verlieren, dann ist er ihnen geraubt worden. Es geht also nicht darum, einen Menschen darin zu unterstützen, Vertrauen neu zu entwickeln, sondern das eigene Vertrauen wieder zu finden. Auch zu erkennen, was er durch all das Leid an Fähigkeiten und Fertigkeiten, an positiven Erfahrungen gesammelt hat. So kann es sein, dass Menschen, die durch viel Leid hindurchgegangen sind, über viele Ressourcen verfügen. Nur: Weil sie immer mit ihren Vorstellungen in dem eigenen Leid verhaftet sind, können sie diese wunderbaren Ressourcen gar nicht anzapfen. Sie schauen in die falsche Richtung: Immer auf das Leid statt auf das zu schauen, was sie im Leid selbst hervorgebracht haben, was sie stark gemacht hat. Wenn man dafür den Blick wieder »aufkriegt«, dann ist das eine gelungene Schatzsuche. Dann findet man in sich selbst funkelnde Kristalle, die entstanden sind, als man in einer schwierigen Situation eine Lösung gefunden hat. Das Buch gibt insofern auch Impulse zur eigenen Schatzsuche, zu dem, was wirklich wichtig ist im eigenen Leben.

Das Hirn weiß, wie es »richtig« wäre

Wo Schatten ist, ist auch Licht. Auch neurobiologisch ist dies interessant: Am Anfang des Lebens machen wir erst einmal gute Erfahrungen. Wir erfahren, dass man in Verbundenheit mit anderen Menschen über sich hinauswachsen kann und sei es auch nur bis zur Geburt. Jeder Mensch bringt diese Erfahrung als

Grundvertrauen mit auf die Welt, selbst wenn er schon in der frühesten Kindheit Probleme hatte. Wenn er aber nun nie wieder solche positiven Erfahrungen macht, könnte man denken: Das Hirn muss das ja verlieren. Wenn wir später von einem anderen Menschen, den wir mögen, zurückgestoßen werden, wenn wir Nähe suchen, wenn wir enttäuscht werden etc., tut das nur deshalb weh, weil das Hirn weiß, wie es »richtig« ist. Der Schmerz ist hirntechnisch nur deshalb zu empfinden, weil man als Referenz »das Richtige« aufruft. Man braucht die Vorstellung des Richtigen, damit man eine Vorstellung vom Falschen überhaupt entwickeln kann. Nur dann ist man in der Lage, Schmerz zu empfinden. Wir tragen in uns immer das Richtige fort und selbst wenn wir Leidvolles erfahren, wird in dieser leidvollen Erfahrung die Erfahrung, wie es richtig zu sein hätte, in uns gestärkt. Dieses Wissen wiederzufinden und den Menschen Mut zu machen, danach zu suchen und auch danach zu handeln, das ist eine wunderbare Aufgabe.

Krise als Chance: Wenn sich Menschen »verrannt« haben

Neurobiologisch handelt es sich ja nicht um ein »Verrennen«, sondern man macht bestimmte negative Erfahrungen, die man nicht verhindern kann. Diese Erfahrungen werden im Gehirn verankert und haben immer eine besondere »Haftkraft«, weil sie gleichzeitig etwas Kognitives und etwas Emotionales sind. Das Emotionale und das Kognitive wird als Netzwerk im Frontalhirn miteinander verkoppelt und Erfahrungen, die man dann in einem ähnlichen Kontext macht, verdichten sich dort zu einer »inneren Haltung« oder »inneren Überzeugung«. So, wie auch körperlich bestimmte Haltungen entstehen, entstehen auch psychische Haltungen im Laufe des Lebens durch Erfahrungen. Diese Haltungen sind erst einmal »günstig«, die Erfahrungen waren nun einmal so. Irgendwann kann eine solche Haltung aber vielleicht nicht mehr hilfreich sein oder gar gefährlich werden. Also braucht man jetzt eine Krise, die einem hilft, eine neue Erfahrung zu machen. Es ist oft schmerzlich, etwas Gewohntes

▸ Statements aus dem Gespräch mit dem Hirnforscher Gerald Hüther loslassen zu müssen, aber es ist die Voraussetzung dafür, dass man etwas anderes ergreifen kann. Insofern steckt tatsächlich in jeder Krise eine Chance. Wenn man aber in der Krise steckenbleibt, das Loslassen nicht schafft, oder es auch nicht lernt, das Neue zu ergreifen, dann bleibt die Krise ein Chaos. Viele Menschen zerbrechen daran oder bleiben beschädigt zurück. Man sollte den Menschen daher auch nicht wünschen, dass es noch schlimmer kommen sollte, damit sie sich ändern, weil eine Krise immer auch Gefahr bedeutet. Wir leben in einer Zeit, in der man gern alles festhalten möchte. Vielleicht ist das die große Lernerfahrung, die wir alle machen müssen, dass man nur dann lebendig bleiben kann, wenn man lernt loszulassen.

Der Körper als Ressource

Der Körper ist unsere größte Ressource. Die ganz frühen Verschaltungen im Gehirn formen sich anhand von Eingängen aus dem eigenen Körper heraus, d.h. wir kommen alle mit einem Gehirn zur Welt, das seine Vernetzungen anhand all dessen geformt hat, was aus dem eigenen Körper im embryonalen Hirn angekommen ist. Selbst, wenn man im Laufe seines Lebens den Kontakt verloren und den Körper nur »benutzt« hat, ist es eine der schönsten Erfahrungen, dass man seinen eigenen Körper wieder entdeckt. Manches ist uns dabei auch gar nicht bewusst, wie z.B. das Atmen oder das Singen. Was gibt es Schöneres gegen Zustände von Angst, als wenn man aus diesem Zustand heraus eine Melodie summt, sei es nur in Gedanken. Das ist eine körperliche Tätigkeit, es verbindet uns mit dem Stimmfluss und der Regulation des Atems und lässt uns wieder zu uns selbst kommen. Jedes Kind hat sich auch einmal in seiner eigenen Körperlichkeit gemocht. Wenn man sich später nicht mehr mag, vielleicht auch mit seinen körperlichen Gebrechen, liegt es daran, dass man diese ursprüngliche Verbundenheit mit dem eigenen Körper verloren hat. Wenn man in Schwierigkeiten gekommen und das Hirn »heißgelaufen« ist angesichts von Angst und Hilflosigkeit, kann man über den eigenen Körper wieder sehr gut zu sich zurückfinden.

Leben heißt Weiterentwicklung: im Fluss sein

Wenn man das Bild des Lebensflusses nimmt: Es kann passieren, dass wir irgendwann auch in einem Seitenarm landen, und nicht mehr »im Fluss« sind. Wenn man das spürt, wird es Zeit, dass man den Fluss wieder sucht, dass man wieder in Bewegung kommt. Das ist Entwicklung. Wir sind lebendige Wesen und Leben heißt Weiterentwicklung, heißt nicht Stillstand. Es gibt kein Leben, das dazu existiert, dass es einfach so bleibt wie es ist. Weil Leben sich immer wieder weiterentwickelt und sich mit anderem Leben, das auch leben will, reibt, müssen wir uns wohl damit abfinden, dass wir das Leben nicht festhalten können, sondern dass es fließt. Dann braucht man auch keine Angst zu haben.

▸ Statements aus dem Gespräch mit dem Hirnforscher Gerald Hüther

Anhang

Verzeichnis der Übungen und Anregungen aus dem **KRISEN-ABC**

6.1 Keep cool
Atmen und Lächeln, S. 55
Distanzierungsübungen, S. 56–58:
Bildschirm- oder Videotechnik, Thermostat-Übung, Tresor, Dritte Person, Reporter Technik, Glaswand, Schutzschild/magischer Kreis, Duftimpulse
ABC des Wohlbefindens, S. 58
Wahrnehmungsübungen, S. 59
Körperliche Aktivität, S. 59
Entspannungs- und Körperübungen, S. 60
Zapchen, S. 60
Atemübung, S. 61
Bilaterale Stimulation (Klopfen/Tappen) zur Selbstberuhigung und Ressourcenstärkung, S. 61–64
Imaginationsübungen, S. 64–65:
Die Lichtstromübung, Der Wohlfühlort

6.2 Ressourcen aktivieren
BERLIN Ressourcen-Checkliste, S. 68
Zitronenimagination, S. 69
Imaginationsanleitung: Die Bäume meines Lebens, S. 71
Angenehme Baumerfahrungen im Alltag aktivieren, S. 73
Pendeln zwischen Erfahrungsbildern, S. 75
Impulse für das bewusste Erleben der Elemente Wasser, Erde, Luft, Feuer, S. 77
Innere-HelferInnen-Übung, S. 78
Beispiele von Tieren, Symbolen, Menschen als Innere Helfer, S. 79
Imaginationsanleitung: Gepäck ablegen, S. 80
Imaginationsanleitung: Mein Traumhaus, S. 81
Wunderfrage, S. 82
Zauberstab, S. 82
TRUST-Protokoll zur Resilienzstärkung, S. 83

6.3 Innehalten
Achtsamkeitsübungen im Alltag, S. 92
Vier Qualitäten der Achtsamkeit, S. 93

6.4 Sinn finden
Krisenkompetenz von KünstlerInnen: Frida Kahlo, S. 96
Abschiedsvorlesung/Last Lecture Randy Pausch, S. 99

Fünf Freiheiten von Virginia Satir, S. 100
Gedicht: Augenblicke, S. 103
Nathaniel Branden: 6 Säulen des Selbstwertgefühls, S. 104
Sätze vervollständigen, S. 104
Meine wirklichen Kraftquellen im Leben, S. 105

6.5 Engagement
Acht Dinge für mehr Glück und Lebenszufriedenheit, S. 109
Vom Sinn des Gebens, S. 110
Dankbarkeitsbuch, S. 111
Drei Grundkomponenten des Glücks, S. 112
Acht Hauptkomponenten von Flow, S. 113

6.6 Neues entdecken
Kuyu-Tag, S. 116
Im Alltag neue Erfahrungen machen, S. 117
Imaginationsanleitung: Über eine Brücke gehen, S. 118

6.7 Aktiv werden
Gelassenheitsgebet, S. 120
Innere Pendelbewegungen, S. 121
»Change your activities, not your circumstances«, S. 121
Bewegung, Ernährung und stärkende Gedanken, S. 122
Positive Erfahrungen archivieren, S. 124
TRUST-Karten, S. 124
Abendrituale, S. 124
86 400 Sekunden, S. 125

6.8 Bewertungen ändern
Experimente zur Selbstwirksamkeitserwartung, S. 128
Ich-Zustände wahrnehmen und verändern, S. 130
Innere Bilder verändern, S. 132
Wo Schatten ist, ist auch Licht, S. 136
Ressourcenamphore, S. 138
Lebens-Zeitachse, S. 138
Christoph Schlingensief: Zitat, S. 140
Wunden und Wunder , S. 140

6.9 Chancen erkennen
Krisen und Trauerphasenmodell, S. 143
Wahrnehmungsübung: Wechsel von optimistischer und pessimistischer Perspektive , S. 144
Ambivalenz und Ambiguität, S. 143
REGEDA (RESSOURCEN-GEGEN-DIE-ANGST) – Fragebogen, S. 147

Bücher, die wir empfehlen

Bauer, J. (2002): Das Gedächtnis des Körpers. Frankfurt, Eichborn.

Csikszentmihalyi, M. (2004): Flow. Das Geheimnis des Glücks. Sonderausgabe. Stuttgart, Klett-Cotta.

Diegelmann, C. (2007): Trauma und Krise bewältigen. Psychotherapie mit TRUST. Stuttgart: Klett-Cotta.

Diegelmann, C. (Hrsg.) (2007): Trauma und Krise bewältigen. Hör-CD mit Texten, Übungen und Gedichten zur Ressourcenstärkung. Stuttgart: Klett-Cotta.

Diegelmann, C. & Isermann, M. (Hrsg.) (2010): Ressourcenorientierte Psychoonkologie. Psyche und Körper ermutigen. Stuttgart: Kohlhammer.

Dorst, B. (2010): Lebenskrisen. Die Seele stärken durch Bilder, Geschichten und Symbole. Mannheim, Walter.

Frankl, V. E. (2008): ... trotzdem Ja zum Leben sagen. Ein Psychologe erlebt das Konzentrationslager. 29. Aufl. München: dtv.

Hüther, G. (1999): Biologie der Angst – Wie aus Streß Gefühle werden. Göttingen, Vandenhoeck & Ruprecht.

Hüther, G. (2011): Was wir sind und wie wir sein könnten – Ein neurobiologischer Mutmacher. Frankfurt: Fischer

Jellouschek, H. (2010): Trotzdem leben! Wenn ein Partner Krebs hat. Freiburg: Herder.

Kabat-Zinn, J. & Kesper-Grossman, U. (2009): Die heilende Kraft der Achtsamkeit. Freiamt: Arbor.

Kast, V. (2000): Lebenskrisen werden Lebenschancen. Wendepunkte des Lebens aktiv gestalten. Freiburg: Herder.

Lyubomirsky, S. (2008): Glücklich sein: Warum Sie es in der Hand haben, zufrieden zu leben. Frankfurt: Campus.

Reddemann, L. (2004): Eine Reise von 1000 Meilen beginnt mit dem ersten Schritt. Seelische Kräfte entwickeln und fördern. Freiburg, Basel, Wien: Herder Spektrum

Reddemann, L. (2007): Überlebenskunst. Stuttgart: Klett-Cotta.

Ricard, M. (2009): Glück. München: Knaur.

Riedel, I. (2004): Geschmack am Leben finden. Eine Entdeckungsreise mit allen Sinnen. Freiburg: Herder.

Rilke, R. M. (2010): Hiersein ist herrlich. Berlin: Insel.

Seligman, M. (2003): Der Glücksfaktor. Warum Optimisten länger leben. Bergisch Gladbach: Ehrenwirth.

Tausch-Flammer, D. & Bickel, L. (2011): Jeder Tag ist kostbar. Endlichkeit erfahren – intensiver leben. Bielefeld: J. Kamphausen

von Hirschhausen, E. (2009): Glück kommt selten allein ... Reinbek: Rowohlt.

Yalom, I. (2008): In die Sonne schauen. Wie man die Angst vor dem Tod überwindet. München: btb.